Regina Strehl

Die Welt hinter Gittern

Regina Strehl
Die Welt hinter Gittern

Meine Jahre als Knastärztin

Unter Mitarbeit von
Manfred E. Berger

Herbig

Für Manu und Isa

Besuchen Sie uns im Internet unter:
www.herbig-verlag.de

© 2009 by F. A. Herbig
Verlagsbuchhandlung GmbH, München
Alle Rechte vorbehalten
Umschlaggestaltung: Wolfgang Heinzel
Umschlagfoto: mauritius, Mittenwald
Lektorat: Anne Filsinger
Herstellung und Satz: VerlagsService Dr. Helmut Neuberger
& Karl Schaumann GmbH, Heimstetten
Gesetzt aus der 11,5/14,5 Punkt Minion
Drucken und Binden: GGP Media GmbH, Pößneck
Printed in Germany
ISBN 978-3-7766-2611-7

Inhalt

Kein Traumjob hinter Gittern 7

Begegnung zweier Welten 18

Hinter den Mauern 21

Alltag der Inhaftierten 25

Sprechstunden 31

Schwere Verantwortung 43

Am Anfang hatte ich Glück 57

»Gesundheitsgaranten« versus »Vollzug« 63

Hungerstreiks und andere Drohungen 76

Patienten sind verurteilte Täter 90

Offener Vollzug und Promis 99

Routine, Bereitschaftsdienst und Schweigepflicht 113

Ungeschriebene Machtstrukturen
und andere Knastgefahren   146

Frauen – Männer, Liebe im Knast   156

Alltag in der Knastpraxis   165

Das Dilemma der Ärzte   185

»Lichtblick« und Einsichten   197

Routine und neue Therapiemethoden   204

Ich könnte ja gehen   232

Von drinnen nach draußen   238

Ohne Schlüssel – ich bin draußen   250

Kein Traumjob hinter Gittern

Justizvollzugsanstalt Tegel.
Die JVA.
Früher hieß sie »Zuchthaus«.
»JVA« klingt besser. Auch für alle, die dort arbeiten.
In einer JVA werden die Beschlüsse der Justiz vollzogen. Es wird gestraft, es wird nicht mehr »gezüchtigt«. Die Umbenennung ist keine Kosmetik, sie wiegt inhaltlich schwer.
Es ist mein erster Arbeitstag.
Etwas beklommen betrete ich mit einem großen Schlüsselbund ein etwa zwölf Hektar großes Gelände mit Gebäuden, Höfen, Gängen, Mauern, Zäunen, Toren, Gittern und mit »Freistundenhöfen«. Was würde ich alles lernen müssen, um in dem mir völlig unübersichtlichen System Ordnung und Übersichtliches – Orientierung – zu finden?
Ich komme gerade von der »Schlüsselverhandlung«, so heißt das wirklich. Als neuer Mitarbeiterin wurde mir noch einmal der verantwortungsvolle Umgang mit den Schlüsseln, die für mich Eingang und Ausgang und für die Inhaftierten die Tore nach draußen, in die Freiheit, öffnen könnten, besonders nahe gelegt.
Die in diesem Moment offene Angst wurde später zu einer unterschwellig ständig nagenden Sorge um meinen Schlüsselbund und verfolgte mich über die ganzen Jahre. Sie ist ständiger Lebensbestandteil aller Mitarbeiter hier. Wehe, man würde die Schlüssel verlieren oder auch nur verlegen, sich nicht erinnern: Sofort würde in den betroffenen Teilen der Anstalt Alarm ausgelöst, nie-

mand dürfte diese Bereiche verlassen, solange bis der Schlüsselbund wieder auf dem Tisch läge.

Jetzt, heute, muss ich erst einmal draußen und drinnen, durch Gänge und verschiedene große Tore, den Weg zu Haus V suchen und finden, das Haus, in dem sich die »Arztgeschäftsstelle« der JVA befindet, die ich nun betreuen werde.

Ich bin Ärztin, habe mich auf eine Stellenausschreibung beworben und bin angenommen worden.

Beworben hatte ich mich, nachdem ein Kollege, den ich aus einem Krankenhaus kannte und der von dort in den Knastdienst gegangen war, sagte, dass er wieder heraus wolle. Er hinterließ mir also eine freie Stelle und spendierte mir seine Erkenntnis: »Du, ich bin heilfroh, da wieder rauszukommen. Ich ertrage die Knastatmosphäre nicht. Ich leide unter dem ›Schlüsselsyndrom‹.«

Als er das so ernsthaft sagte, fragte ich mich dann doch, worauf ich mich da wohl eingelassen hatte. Aber die Stelle passte damals so genau zu meinen privaten und beruflichen Erfordernissen und Plänen, dass seine und die von anderen Menschen geäußerten Bedenken bei mir nicht mehr die Oberhand gewinnen konnten.

Bisher war alles Theorie. Jetzt begann die Praxis: Wie lange würde ich diesen Ort ertragen können?

Angelesen hatte ich mir bewusst wenig, um erst einmal einen eigenen Eindruck zu gewinnen. Die vielen ironischen und zum Teil entsetzten Kommentare von Freunden und Bekannten über meine neue Stelle hatten mich zwar oft verwirrt, aber eben nicht beirrt. Ich befürchtete jedoch, dass durch zu viel Vorinformation über den Knastalltag eigene Zweifel an der Richtigkeit der Entscheidung Nahrung bekämen. Also ließ ich's sein.

»Du trittst in einen völlig neuen, dir völlig fremden Kosmos ein!«
»Knast? Da kommt niemand so heraus, wie er reingegangen ist!«
»Das ist eine Parallelwelt. Du wirst dich noch wundern.«
»Das wird nicht leicht! Mach dir nichts vor, Frau Doktor!«

Als ich wieder einmal davon erzählte, dass ich im Justizvollzug arbeiten würde, gab es sogar ganz entsetzte Reaktionen. Gerade von Frauen hörte ich immer wieder: »Das würde ich niemals machen!« Oder sie fragten »Hast du dir überhaupt überlegt, wie gefährlich das ist?«
Sie entwickelten bedrohliche Szenarios wie Geiselnahmen oder andere Gewaltakte.
Ich gab mich weiter nach außen zuversichtlich, fragte mich aber insgeheim so manches Mal, ob ich nicht doch ein zu großes Risiko einginge. Letztlich ließ ich mich aber nicht von meinem Entschluss abbringen.
Ein hilfreicher Freund meinte lakonisch: »Der Arbeitsplatz hat bestimmt einen gewissen Unterhaltungswert.«
Das stimmte, kann ich im Nachhinein nur sagen. Nein – langweilig war es nie.
Jetzt bin ich erst einmal auf dem Weg zu Haus V.
Schon das ist keine einfache Unternehmung.
Selbst noch in völliger Neugierde befangen, spüre ich, wie einzelne Inhaftierte, die allein oder in Begleitung von Beamten daherkommen, mich neugierig mustern.
Einige grüßen durchaus freundlich.
Manche rufen mir etwas hinterher.
»Bist wohl neu hier, was!?«
Der Auftakt zu all dem, woran ich mich jetzt würde gewöhnen müssen.
Froh, endlich Haus V erreicht zu haben, gehe ich schnurstracks auf die nächstbeste Tür zu und bin mir sicher, sofort die richtigen Schlüssel für das richtige Schloss aus dem dicken Bund geangelt zu haben.
Aber da sind ja weiße und rote Punkte an den Türen!?
Das sagt mir nichts.
Gar nichts.

Kaum drehe ich meinen Schlüssel in einem Schloss, ertönt ein lauter, durchdringender, anhaltender Alarmton.
Augenblicklich kommen mir einige aufgeregt gestikulierende, grau uniformierte Vollzugsbeamte entgegen.
»Die Tür dürfen Sie doch gar nicht aufschließen!«, ruft der erste.
»Da ist doch ein roter Punkt dran!«, brüllt der zweite.
»Wir hätten ooch so jemerkt, det Se da sind, Frau Dokter!«
»Haben Sie das nicht in der Schlüsselverhandlung gehört?«
Ich glaubte erst jetzt zu erfahren, dass es hier verschiedene Arten von Türen gibt, von denen manche zeitweise und tageszeitabhängig und andere ständig unter sogenanntem Sicherheitsalarm stehen.
Und bestimmte Kennzeichnungen haben.
Rote Punkte, zum Beispiel.
War mir das peinlich! Mit einem so schrillen und lauten Auftritt hatte ich meinen Dienst nun wirklich nicht antreten wollen.

Eine Tätigkeit in einer Justizvollzugsanstalt ist sicherlich nicht der Job, von dem man träumt, wenn man Medizin studiert. Meistens sind es Zufälle, Vernunftüberlegungen oder, wie bei mir, die Mischung von beidem, die einen Mediziner hierher führen. Ich wollte damals einfach mehr Zeit für meine noch kleinen Kinder haben.
Von dem Kollegen hatte ich erfahren, dass hier nicht, wie in öffentlichen Krankenhäusern üblich, ständig unbezahlte Überstunden und Bereitschaftsdienste anfielen. Meine Dienst- und meine Freizeit wären also besser planbar. Außerdem könnte ich im Haftkrankenhaus sogar das »Chirurgische Jahr« für die Weiterbildung zur Fachärztin für Allgemeinmedizin absolvieren, ohne sieben Nachtdienste pro Monat wie in der chirurgischen Abteilung meiner letzten Klinikstelle.
Ich begann meine Tätigkeit in der JVA Tegel mit der Vorstellung,

nur wenige Jahre zu bleiben. Erst im Laufe der Zeit bekam ich das Gefühl, dass es auch einen höheren Sinn haben kann, in eine Welt einzutauchen, die durch hohe Mauern von der anderen Gesellschaft getrennt ist.

Eher zufällig fand ich über der Todesanzeige eines Richters ein Wort, das mir zu dieser Tätigkeit zu passen schien: *Denkt an die Gefangenen, als wäret ihr Mitgefangene (Hebr. 13,3)*.

Es ist unvermeidlich, zeitweise ein Stück weit in die Lebenswelt eines Gefangenen einzutauchen, wenn man für seine gesundheitliche Versorgung verantwortlich ist. Und es gehört für mich unabdingbar dazu, um meinen Beruf sinnvoll ausüben zu können. Dieses Arbeitsprinzip unterscheidet sich ja auch nicht wirklich von den Grundlagen ernst genommener, verantwortungsbewusster medizinischer Tätigkeit, die außerhalb von Gefängnismauern ausgeübt wird.

Zudem ist der Wunsch nach Sinngebung ein dem Menschen eigenes Bedürfnis, um schwierige, von äußeren Umständen und Bestimmungen geprägte und unangenehme Situationen erträglicher zu gestalten und sie trotz allem annehmen zu können. So erschien es mir von Anfang an wichtig, zumindest zu versuchen, im Umgang mit Inhaftierten auch immer die menschliche Begegnung zu sehen.

Ich kann aber auch nicht leugnen, dass ich mir im Laufe der Zeit in dem im Justizvollzug oft vorherrschenden aggressiven Grundklima und bei den unvermeidlichen Auseinandersetzungen auf Grund der üblichen Rigorosität doch eine etwas »härtere Schale« zugelegt habe.

Jeder entwickelt eben in der Ausnahmewelt des Strafvollzugs seine eigenen Überlebensstrategien, nicht nur die Inhaftierten.

Zu viel Offenheit oder vielleicht auch Naivität führen leicht zu Kränkungen und Enttäuschungen. Man wird schnell das Opfer der eigenen Gutgläubigkeit, die von den oft recht instinktsicheren

»Knackis« schnell als Schwäche ausgemacht und entsprechend ausgenutzt wird. Man spricht von »gesundem Misstrauen«. Ich weiß nicht, ob Misstrauen gesund sein kann, aber es ist unvermeidlich, dass man im Rahmen der Tätigkeit in einer Justizvollzugsanstalt Misstrauen entwickelt.

Gerade am Anfang nahm ich viele Behauptungen und Klagen von Inhaftierten allzu wörtlich und wurde dann von Krankenpflegern, die häufig schon jahrzehntelang im Vollzug arbeiteten, über den Hintergrund und die Intention vorgebrachter Wünsche und Beschwerden aufgeklärt. Ich kam mir dann manchmal ziemlich naiv vor, hielt mich aber auch für lernfähig genug, um auf Dauer in diesem System zu bestehen und zu überleben.

Wenn einen die Erfahrung lehrt, dass man niemandem mehr vertrauen kann, ist die Gefahr groß, zu viel Misstrauen bis hin zu paranoiden Tendenzen zu entwickeln. Da hielt ich es langfristig schon für sehr viel besser, gelegentlich in meinem gutem Glauben und Vertrauen enttäuscht zu werden, als der Welt nur noch mit negativen Erwartungen gegenüberzutreten. Denn dass eine berufliche Haltung, auch wenn sie aus Selbstschutz entsteht, nach einiger Zeit auch auf den privaten Bereich durchschlagen muss, stand für mich außer Frage. Dieser Gefährdung wollte ich mich möglichst nicht aussetzen.

Nun waren die Besonderheiten dieses neuen und sehr speziellen Arbeitsumfelds für mich gewiss leichter zu verkraften, weil ich bereits etwas älter war, wichtige Berufsjahre in »normalen« Einrichtungen verbracht und dort auch Bestätigung und Anerkennung erfahren hatte. Da hatte ich mir schon ein psychisches Polster aufgebaut, das einen gewissen Schutz darstellte.

Gerade auf der Basis meiner Erfahrungen finde ich es bedauerlich, wenn heutzutage junge Krankenpflegekräfte ihren Berufsweg schon kurz nach dem Abschlussexamen in einer JVA beginnen müssen. Eine Entscheidung, die meist von der Stellenknappheit woanders bestimmt wird. Da die Tätigkeit im Krankenpflegebereich mit einer Verbeamtung einhergeht, einem Vorteil, den die jungen Leute durchaus begrüßen, werden die meisten voraussichtlich nie in einem sie beruflich und menschlich ganz anders prägenden medizinischen Umfeld außerhalb von Gefängnismauern arbeiten.

Die Angehörigen des Medizinischen Dienstes in Justizvollzugsanstalten haben nicht nur mit der, einer besonderen Gesetzen folgenden Situation am Arbeitsplatz zu tun, die per se schon nicht konfliktfrei sein kann, auch die Öffentlichkeit in Gestalt der Medien mischt sich kräftig ein. Gerade im Zusammenhang mit den Gedanken über Menschen, die dort ihren Dienst tun, ohne besonders vorbereitet zu sein, die noch kein großes berufliches Selbstbewusstsein haben, will ich hier schon einmal darauf hinweisen, dass es neben der internen auch eine externe Front gibt, an der man zu bestehen hat.

Gerade jetzt, da ich diesen Text schreibe, erscheint im Berliner Tagesspiegel unter der Rubrik »Strafvollzug in der Kritik« die Überschrift »Häftling starb in seiner Zelle – nachdem er beim Arzt war«. In der Unterüberschrift steht: »Der 55-Jährige ist bereits der elfte Tote in Berliner Gefängnissen in diesem Jahr. Er sei schlecht versorgt worden, sagen die Mithäftlinge. Die Justiz dementiert.«
Welchen Eindruck die schreiende Überschrift in dem doch sehr seriösen Blatt auf einen flüchtigen Leser macht, muss ich nicht ausführen. Und welcher administrative Aufwand erforderlich wird, diesen Eindruck durch wirklichkeitsgetreue Gegendarstellungen zu verändern, ist auch leicht nachzuvollziehen. Dann nämlich, wenn man berücksichtigt, dass die Medien, und hier vor allem die Boulevardzeitungen, über Vorgänge schreiben, die in einer Parallelwelt passieren, deren Inneres sie nur höchst ober-

flächlich kennen. Wenn sich ihre Berichterstattung zunächst in der Hauptsache auf die Zeugenschaft von Gefangenen stützt, wird die Sensation zu oft allein auf dem Rücken der Angestellten und Beamten einer JVA ausgetragen.

Ohne ein gefestigtes Inneres, ohne eine schon andernorts erprobte berufliche Sicherheit sind diejenigen, die einen sehr schweren Dienst außerhalb des normalen gesellschaftlichen, freiheitlichen Regelwerks machen, durch die Befriedigung von Sensationsgier massivem Druck ausgesetzt. Dies hilft weder der Gesellschaft noch den Insassen der Gefängnisse.

Missstände aufzudecken, ist hilfreiches Tun. Politik und Justiz aufzurütteln, dient der Aufrechterhaltung oder hier und da gar der Schaffung menschenwürdiger Haftbedingungen. Aber das häufig unreflektierte Hinausposaunen scheinbarer oder wirklich gemachter Fehler wirkt sich auf viele Mitarbeiter des Justizvollzugs in erster Linie demotivierend aus.

Den Insassen nutzt es nichts.

Vielleicht hat es in einigen Fällen sogar geschadet.

Für den genauer Lesenden hält der Artikel im Tagesspiegel vom 10. Oktober 2007 im folgenden Text viele Informationen bereit, die der etwas schrillen Überschrift Schärfe und Härte nehmen. Er macht es mir sogar leicht zu beschreiben, um welche Daten und Fakten es geht, wenn vom Berliner Justizvollzug gesprochen wird. Ich kann den letzten Absatz kommentarlos zitieren: »Die Zahl der Todesfälle in Berliner Gefängnissen bleibt auf hohem Niveau. In diesem Jahr gab es bislang elf Tote, darunter fünf Suizide. Zudem gab es 13 Suizidversuche. Im vergangenen Jahr waren es 17 Tote, darunter zehn Suizide.« Angesichts der großen Zahl an Gefangenen, derzeit sind es in Berlin 5328, sei die Zahl der Todesfälle nach Angaben von Experten erstaunlich niedrig und Zeichen für die gute medizinische Versorgung. Problematisch sei eher die hohe Zahl von Suiziden, im Volksmund auch Selbstmord genannt.

Im Oktober 2007 also 5328 Menschen.
In Berlin hinter Gittern.
Zusammen mit etwa 2900 Mitarbeitern der verschiedenen Dienste im Strafvollzug, die nach Personalstellen ausgewiesen sind, sind das über 8200 Personen innerhalb der Mauern.
Zum Vergleich: Ein Gemeinwesen ab 5000 und bis zu 20 000 Einwohnern wird als »Kleinstadt« bezeichnet.
Übrigens, es wäre eine Stadt fast ohne Frauen.
Von den über 5300 langfristig Inhaftierten sind nur etwas über 200 weiblichen Geschlechts.
Es wäre eine Stadt mit hohem »touristischem« Umsatz. Denn etwa 14 000 Inhaftierte kommen und gehen in einem Jahr.
Auch einen verhältnismäßig hohen Ausländeranteil muss man in der gedachten Stadt registrieren. Diesbezüglich wäre es aber besser, den Justizvollzug mit einem Großbetrieb zu vergleichen. Die 2900 Beamten und Angestellten des Justizbetriebs sind ohnehin zum Arbeiten da. Und von den 5300 Inhaftierten gehen immerhin rund 3000 einer Beschäftigung nach.
In den Versorgungseinrichtungen der Anstalten arbeiten knapp 30 Prozent der Inhaftierten. In Produktionseinrichtungen sind etwa 32 Prozent tätig. In beruflichen, schulischen und arbeitstherapeutischen Maßnahmen sind rund 15 Prozent untergebracht. Unternehmerlohnarbeiten führen 7 Prozent durch und etwa 15 Prozent der Inhaftierten sind als »Freigänger« extern in Lohn und Brot.
Der Großbetrieb Knast ist sehr vielseitig im Metallbereich tätig, in den Bereichen Wäsche und Reinigung, in Landwirtschaft und Gärtnerei. Küche und Lehrküche stellen Backwaren her. Malerei, Bauhof und Glaserei gehören zum Sektor Bau. Lederverarbeitung geschieht in der Schuhmacherei, der Sattlerei und der Polsterei. Eine Polsterei gibt es auch im Sektor Textil, neben der Schneiderei. Druckerei, Setzerei und Buchbinderei bearbeiten Papier. Es

gibt die Holzverarbeitung, den Kraftwagenbetrieb, eine Kfz- und Zweiradwerkstatt und noch etliches mehr.
Der Ausländeranteil in der Haft beträgt ungefähr ein Drittel. Diese Inhaftierten kommen aus circa 84 Nationen. Immer in ungefähren Werten: 25 Prozent aus der Türkei, 11 Prozent aus Polen, 9 Prozent aus dem Libanon, 5 Prozent aus Serbien, 5 Prozent aus Vietnam, 3 Prozent aus Rumänien und 42 Prozent sind andere Nationalitäten. Was diese Sprachenvielfalt für den Vollzug – für Häftlinge wie Vollzugsmitarbeiter – bedeutet, muss ich sicher nicht weiter erläutern!

Als Kind wohnte ich ganz in der Nähe des Gefängnisses, das damals noch das »Zuchthaus Tegel« hieß. Der Ausdruck »Zuchthaus« hatte mich als Kind erschreckt. Er hatte so etwas Düsteres, war mir unheimlich. Beim Vorbeigehen hatte ich mich oft über die roten Backsteingebäude mit den Gittern vor den Fenstern gewundert und gleichzeitig über die Kirchtürme, die alles überragten. Es schien mir nicht zusammen zu passen.
Irgendwann hatten mir meine Eltern erklärt, dass im Zuchthaus die besonders schweren Verbrecher untergebracht seien, während die anderen nur in ein Gefängnis müssten und es dort besser hätten. So entstanden in meiner Fantasie Bilder von kleinen dunklen Kammern, nicht unähnlich den Verliesen in alten Befestigungsanlagen, wo wilde Männer ihre Zeit einsam bei Wasser und Brot verbringen. Beim Gedanken daran schauderte mir.
Auch erinnere ich mich, dass ich als Kind oft Angst hatte, selbst Opfer eines Verbrechens zu werden. Vielleicht hatte es ja mit der Nähe von Tegel zu tun, dass wir unter Spielkameraden auf der Straße darüber sprachen, wie man sich vor »Kinderfängern« schützen und woran wir sie erkennen könnten. Bei diesen Gesprächen war uns immer etwas gruselig zumute. Sicher waren wir alle wieder und wieder von unseren Eltern davor gewarnt worden,

nie mit einem Fremden mitzugehen. Es war uns verboten, jemals Geschenke von Fremden anzunehmen. Obwohl die Gefahr für uns Kinder nicht ganz fassbar war, fühlten wir uns unsicher und bedroht.
Bei mir muss dieses Gefühl besonders stark gewesen sein. Ich war Fremden gegenüber äußerst misstrauisch und auch durch Zureden nicht davon abzubringen. Ich erinnere mich, dass ich an einem Ostersamstag mit meiner Freundin vor unserem Haus spielte. Da trat ein Mann aus der Bäckerei neben unserem Hauseingang, kam auf uns zu und schenkte uns eine Tüte Ostereier. Er wünschte uns ein schönes Osterfest und ging weiter. Karin meinte zwar, sie kenne den Mann. Sie war sich aber auch nicht sicher, ob wir die Eier essen sollten.
»Die könnten ja vergiftet sein!«
Wir waren ratlos und aufgewühlt und befragten meine Mutter. Karin sagte, dass sie den Mann kenne. Mutter meinte, dann sei es unbedenklich, die Eier zu verzehren.
»Er hat sie doch vor euren Augen gekauft, beim Bäcker, und den kennt ihr auch.«
Meine Freundin aß, ich aber weigerte mich strikt, denn ich hatte große Angst, dass doch Gift drin sein könnte.
Ich frage mich, woher mein extremes Misstrauen kam. Kriminalgeschichten kannte ich praktisch nicht. Und außer einem Märchenfilm im Kino hatte ich noch keinen Film gesehen. Einen Fernseher gab es auch nicht bei uns zu Hause.
Irgendwie muss es eben doch mit den Geheimnissen hinter den hohen Mauern und den dunklen Gebäuden zu tun gehabt haben, dass ich mein Misstrauen damals nicht verlor. Und vielleicht führte mich nun, viele Jahre später, auch ein kleiner Schuss Neugierde an diesen Ort zurück.

Begegnung zweier Welten

Seit Jahren arbeite ich jetzt schon hinter den hohen Mauern. Heute habe ich vor, nach Feierabend zu einem Treffen mit Freunden nach Kreuzberg zu fahren. Mein Auto lasse ich stehen. Ganz in Gedanken versunken sitze ich in der U-Bahn, kann den Stress des Tages leichter abbauen, werde, ohne selbst fahren zu müssen, aus der ummauerten Welt der JVA in den Trubel des Kreuzberger Lebens befördert.
Plötzlich schrecken mich Rufe hoch.
»Frau Doktor! Frau Doktor! Sie sind doch die Ärztin aus dem Knast, oder?!«
Durch den halben Waggon klingt die Stimme.
Neugierige Blicke mustern mich.
Ich fühle mich nicht wohl in meiner Haut, als ein junger Mann lächelnd auf mich zukommt. Ohne seine vorherige Lautstärke zu mindern, spricht er mich an.
»Ja, erinnern Sie sich denn nicht an mich? Ich war doch damals in Moabit in der Chirurgie. Da haben Sie mich doch untersucht! Ich hatte 'ne Blinddarmentzündung. Ist damals alles bestens verheilt.«
›Na, ein Glück‹, denke ich und versuche mir auszumalen, welcher Dialog jetzt stattfinden würde, wenn er sich nicht gut behandelt gefühlt hätte.
Eine Stationsdurchsage.
Die Bahn bremst.
Der Mann steigt aus.

»Auf Wiedersehen sage ich nicht«, meint er noch, »ich komme bestimmt nicht wieder. Einmal Knast hat mir gereicht.«
›Hoffentlich‹, denke ich.
Die Blicke ringsum werden neugieriger. Ich gehe ans andere Ende des Waggons, wo meine Identität noch nicht aufgedeckt ist.
An einem anderen Abend nehme ich an einer kardiologischen Fortbildung teil. Ich treffe einen Kollegen, den ich aus meiner Krankenhauszeit kenne. Er erzählt mir, dass er vor kurzem eine Praxis aufgemacht hat.
»Und wo bist du jetzt?«, fragt er mich.
»Seit drei Jahren im Knast.«
»Und heute hast du Freigang?«
Er lacht.
Dann wird er ernst.
»Ich kann mir dich gar nicht im Knast vorstellen mit den schweren Jungs. Kommst du denn da überhaupt klar?«
Ich erzähle ein bisschen.
»Aber das ist doch gefährlich!«
»Manchmal. Aber doch nicht ständig. In der Sprechstunde ist normalerweise Krankenpflegepersonal dabei. Natürlich können dann und wann bedrohliche Situationen entstehen, z. B. wenn man jemanden in einer engen Zelle aufsuchen muss.«
»Ist ja toll, dass du das machst. Aber für mich könnte ich mir das nicht vorstellen. Dauernd mit so Leuten, die schwere Verbrechen begangen haben. Und mal unter uns. Fachlich kommt man da doch auch nicht groß weiter«, meinte er.
»Knast« stigmatisiert. Den Inhaftierten ganz ohne Frage, auch wenn er wieder in Freiheit ist. Aber auch diejenigen, die dort arbeiten. Blicke und Fragen zeigen, irgendwie sind auch sie verdächtig. Denn es kann doch nicht normal sein, dort freiwillig einen Job zu machen. Mein Gefühl trügt mich auch nicht, dass Kollegen und Kolleginnen, die in externen Krankenhäusern oder

Praxen arbeiten, auf die »Knastärzte« herabsehen, die sich mit »solchen« Leuten abgeben müssen. Das berührt mich besonders, wenn ich es bei Menschen erlebe, mit denen ich früher zusammengearbeitet habe.

Was mich angeht, war mir im Verlauf meines Literaturstudiums in Frankreich die Erkenntnis gekommen, dass mich Literatur und Philosophie zwar noch immer interessierten, aber dass mir das »wirkliche Leben«, das Handeln fehlte. Ich wusste plötzlich, dass ich mein Leben nicht nur in der Studierstube verbringen wollte. Auch deshalb hatte ich mich in Berlin um einen Medizinstudienplatz beworben. Manchmal werden Wünsche erfüllt, ich bekam den Platz. Also studierte ich Medizin.

Ich hatte Spaß an der neuen Materie, handwerklich wie geistig. Nur theoretisches Arbeiten oder Forschen waren nicht meine Sache, ich bin ein Mensch der Praxis. Und ich wollte beruflich Kontakt mit Menschen haben. Dafür habe ich den richtigen Weg gewählt. Ich bin im Knast gelandet und dort geblieben, habe meinen Sinn in der Arbeit gerade an diesem Platz gefunden.

Nach sechzehn Jahren Dienst weiß ich ganz gut, wie es hinter den Mauern aussieht.

Nun will ich die Mauern etwas transparenter machen, um zu helfen, die Ausgegrenztheit dieses zwölf Hektar großen Gebiets mit den dort lebenden Menschen ein wenig abzubauen.

Auch wenn ich meine Erlebnisse nur bruchstückhaft wiedergeben darf und kann, werden die Lebensumstände und auch die Zwänge klarer werden, die das Leben der Insassen und die Arbeit der Mitarbeiter einer JVA bestimmen.

Hinter den Mauern

Die Mauern um das Gefängnis sind konkret, von draußen und drinnen sichtbar, anfassbar, zementiert, eisenbewehrt, nicht zu übersehen. Im Gefängnis bestimmen unterschiedliche Dienste und die Rangordnung unter den Häftlingen das Sozialverhalten.
»Wir« gegen »die« ist die nur schwer zu überwindende Grundhaltung – von beiden Seiten.
Im »Knast«, so der allgemein beliebte Ausdruck für den komplizierten Gefängnisorganismus, im Knast also unterscheiden sich die Dienste des Justizvollzugs bereits äußerlich, durch die entsprechende Kleidung. Der »Graue Dienst«, das sind die Justizvollzugsbeamten. Der »Weiße Dienst« besteht aus den Mitarbeitern der medizinischen Versorgung.
Die spezielle Haftkleidung der »Knackis«, der Inhaftierten, erleichterte den Karikaturisten früher die Arbeit. Doch diese gestreifte Kleidung ist inzwischen ausgemustert. Heute tragen die Inhaftierten Privatkleidung, was ihnen helfen soll, ihre Individualität zu bewahren. Nur bei »Ausführung«, also für den Gang nach draußen, ist in bestimmten Fällen Anstaltskleidung angeordnet, aber ohne Streifen.
Draußen, in der übrigen Gesellschaft, existieren auch Kleiderordnungen und Mauern, auch wenn sie nicht immer sichtbar, anfassbar sind, sondern nur erfahrbar und zu erahnen. Gesellschaftsschichten, Nationalitäten, politische oder religiöse Überzeugungen, alle gesellschaftlichen Gruppen haben die mehr oder

weniger ausgeprägte Neigung und entsprechende Techniken, sich voneinander abzugrenzen.

Arm, wohlhabend, reich, türkisch, russisch und deutsch, christlich, jüdisch, islamisch, gelb, schwarz, weiß, gebildet, ausgebildet, in Arbeit, ohne Arbeit, alt und jung, Männer, Frauen – fast endlos ließe sich die Liste der »Inseln« fortschreiben, die von ihren Bewohnern mehr oder weniger befestigt sind.

Die Durchlässigkeit der gesellschaftlichen Grenzen wird selten durch Mauern bestimmt. Der Abstand, den Einzelne voneinander brauchen, den Gruppen gegeneinander definieren und der sie mehr oder weniger offen sein lässt, ist draußen selbstbestimmt. Und wem der ganze Kram nicht passt, der kann gehen, wohin er will. Das Recht, den Ort des eigenen Lebens, des eigenen Aufenthalts selbst zu bestimmen, ist ein wesentliches Element des Lebens in Freiheit.

Damit die plurale Gesellschaft funktioniert, hat sie sich Regeln gegeben. Regelverletzer werden gesucht, in geordneten Verfahren angeklagt, eventuell verurteilt und je nach Grad ihrer Regelverletzung auf Zeit vom Gemeinschaftsleben ausgeschlossen. Sie werden bestraft. Die Gesellschaft ist sich einig, diesen Regelverletzern das eigene Aufenthaltsbestimmungsrecht zu nehmen, sie hinter die Mauern und Gitter von Justizvollzugsanstalten zu bringen.

In den JVAs treffen sich dann die unterschiedlichsten »Inselbewohner«, die nun plötzlich auf engstem Raum miteinander auskommen müssen.

Bauliche Voraussetzungen, Organisationsstrukturen und spezielle Dienste sorgen für Ordnung im Vollzug der auferlegten Strafen und sollen für Leben und Gesundheit derer garantieren, die hinter Mauern von der Gesellschaft ausgeschlossen sind.

Die JVAs stehen von außen und innen unter Druck.

Sie sind wie Dampfkochtöpfe.

Unter dem Deckel leben und arbeiten zwei Kategorien von Menschen nebeneinander.
Die einen haben Schlüssel, die anderen nicht.

Wenn ich nun einige Zahlen nenne und die einzelnen Fachdienste im Berliner Strafvollzug möglichst vollzählig auffächere, tue ich dies, um das Umfeld meiner »Zeit hinter Gittern« zu skizzieren. Ich beziehe mich auf Daten der Senatsverwaltung für Justiz aus dem Jahr 2007: Das Land Berlin verfügt über acht Justizvollzugsanstalten, über eine Jugendarrestanstalt und ein Justizvollzugskrankenhaus.
Ich habe eine von knapp 2900 Personalstellen.
Ich habe eine von 31,5 ausgewiesenen Stellen für Ärzte.
Die anderen Personalstellen verteilen sich so: Höherer Verwaltungsdienst (27,5), Psychologischer Dienst (52), Pädagogischer Dienst (12), Sozialdienst (159,9), Gehobener Justizvollzugs- und Verwaltungsdienst (99,75), Mittlerer Justizverwaltungsdienst (165), Werkdienst (113), Arbeiterinnen und Arbeiter (63,67), Sonstige Dienstkräfte (73,45), Allgemeiner Justizvollzugsdienst einschließlich Sanitäts- und Krankenpflegedienst (2026).
Krankenpfleger und Krankenschwestern sind uns Ärzten die wichtigsten Helfer beim Dienst im Knast.

Wie schon erwähnt, kennt man im Justizvollzugsdienst den Grauen und den Weißen Dienst. Im Grauen Dienst arbeiten die Männer und Frauen, die in grauer Uniform auf den Stationen oder in den Zentralen der Häuser Dienst tun. Auf den Stationen haben sie direkten Kontakt mit den Inhaftierten.
Die Mitarbeiter im Grauen Dienst sind Beamte.
Der Weiße Dienst umfasst die Ärztinnen und Ärzte und das Krankenpflegepersonal. Wenn die Pflegekräfte, Frauen und Männer, beginnen, im Strafvollzug zu arbeiten, werden sie zunächst als

Angestellte im Krankenpflegebereich eingesetzt. Nach einigen Monaten dort wechseln sie für mehrere Monate in den Grauen Dienst, um sich zusätzlich auch als Justizvollzugsbeamte zu qualifizieren. Dies ist die Voraussetzung für ihre Verbeamtung. Der Beamtenstatus wiederum ist eine Voraussetzung bei der Übernahme bestimmter Aufgaben.

Das wichtigste Beispiel: Nur in der Doppelfunktion als qualifizierte, verbeamtete Krankenpflegekräfte und Justizvollzugsbeamte sind Krankenschwestern oder -pfleger berechtigt, einen Inhaftierten in eine externe medizinische Einrichtung zu begleiten.

Dazu gehört auch der sichere und verantwortungsbewusste Umgang mit einer Dienstwaffe. Um die einmal erlernte Fähigkeit zu erhalten, werden auch die Krankenpflegekräfte während ihrer gesamten Dienstzeit regelmäßig zu Schießübungen bestellt.

Bei der Ausführung von Inhaftierten trägt der Vollzugsbeamte die Waffe. Die begleitende Pflegekraft trägt bei dieser Gelegenheit ebenfalls eine graue Uniform und es kann durchaus passieren, dass sie die Waffe übernehmen muss. Ich erinnere mich an einige Diskussionen mit Krankenpflegern, die sagten, sie würden im Fall der Fälle niemals gezielt schießen. Auch in diesem Zusammenhang halte ich die Doppelfunktion der Frauen und Männer aus dem Weißen Dienst in letzter Konsequenz für problematisch. Denn in ihrem Selbstverständnis empfinden sie sich in erster Linie als Krankenschwestern und Krankenpfleger, die für die Gesundheit der ihnen Anvertrauten verantwortlich sind.

Alltag der Inhaftierten

Der Tag eines Inhaftierten beginnt morgens um 6 Uhr 30 mit dem Wecken und der sogenannten »Lebendkontrolle« durch die Beamten des Grauen Dienstes. Der Beamte oder die Beamtin schließt nicht nur die Zellentür auf, es muss auch festgestellt werden, dass der oft noch schlafende Gefangene tatsächlich noch am Leben ist.

Nach dem Waschen, Ankleiden und Frühstücken gehen die Gefangenen, die eine Arbeit haben, nach unten, in die Zentrale des Hauses. Um 7 Uhr 10 beginnt das »Ausrücken«. Die Inhaftierten werden von Vollzugsbeamten zu ihren Arbeitsstellen gebracht. Nur die, die in der Bäckerei oder in der Küche arbeiten, haben bereits um 5 Uhr früh angefangen.

Männer, die ihren Haupt- oder Realschulabschluss machen wollen, gehen erst kurz vor acht zur Schule.

Die Hausarbeiter und »Kalfaktoren«, die Reinigungskräfte, haben keinen 8-Stunden-Tag, sie können sich ihre Arbeit nach sachlichen Erfordernissen einteilen. Das ist sehr beliebt. Unter den Kalfaktorenposten stehen die in den Arztgeschäftsstellen an der Spitze der Beliebtheitsskala, auch Zahnarzthelfer werden beneidet, deren Job aber eine gewisse Qualifikation voraussetzt.

Da die Zahl der Inhaftierten im Laufe der Jahre angestiegen ist, gibt es nicht genug Arbeitsplätze, so dass manche arbeitswilligen Gefangenen keine Beschäftigung haben. Sie werden vormittags und nachmittags, während die anderen arbeiten, in ihren Zellen eingeschlossen.

Manche finden das so unerträglich, dass sie versuchen, von uns Ärzten Atteste zu bekommen, die Ausnahmeregelungen aus medizinischen Gründen zulassen. Gern werden unerträgliche klaustrophobische Ängste oder Asthma oder Herzerkrankungen angegeben. Auch die Forderung nach ausreichender Bewegung bei Erkrankungen des Bewegungsapparats wird oft als stichhaltiger Grund ins Feld geführt.

All das muss natürlich im Einzelfall sehr genau überprüft werden. Denn es gibt auch genug Geschäftemacher im Knast, deren Aktivitäten, z. B. der Drogenhandel, davon abhängen, ob sie herumlaufen können. Und – je mehr Gefangene sich frei im Haus bewegen dürfen, desto mehr Aufsichtspersonal braucht man im Vollzug.

Gegen 11 Uhr 15 rücken die Gefangenen wieder ein. Es ist Mittagspause und Essensausgabe.

Dabei kommt es leicht zu Querelen, wenn Inhaftierte ihre Sonderkost oder Kostzulagen nicht erhalten. Vielleicht hat die Küche sie nicht geliefert. Vielleicht hat der dafür zuständige Hausarbeiter das Essen nicht korrekt ausgegeben, wissentlich oder unwissentlich. Gelegentlich klopft es dann aufgeregt an der Tür der Arztgeschäftsstelle, ein Gefangener trägt sein Essen vor sich her und knallt es mir auf den Tisch, um sich empört zu beschweren.

Ihm und seiner Stimmung tut es vielleicht gut, bringt aber nichts, denn wir können nicht mehr machen, als ihn an den Stationsbeamten zu verweisen, der die Verordnungslisten hat und für die Kontrolle der Essensausgabe zuständig ist.

Zwischen 12 Uhr und 12 Uhr 20 ist Einschluss und Zählung. Alle müssen dann in ihren Zellen sein. Wer noch in Behandlung ist, muss von uns der Zentrale gemeldet werden, damit er nicht als »abgängig« gilt. Gelegentlich kommt es zu diesem Zeitpunkt auch zu Anstaltsalarm. Wenn ein Gefangener vermisst wird, bleiben sämtliche Zellentüren so lange verschlossen, bis der Gesuchte wieder aufgetaucht ist.

Im Regelfall werden die Arbeitenden um 12 Uhr 30 wieder zu ihren Arbeitsstellen gebracht.

Die Nachmittagsschicht endet gegen 15 Uhr 15. Dann kehren alle in die Häuser zurück. Je nach Jahreszeit gibt es am Nachmittag eine oder zwei Freistunden, die die Gefangenen auf dem Gartengelände ihres Hauses verbringen können. Manche joggen, andere walken oder gehen spazieren, machen Übungen am Klettergerüst oder spielen Tischtennis.

Um 17 Uhr 30 gibt es eine weitere Zählung, mit obligatem Einschluss für eine halbe Stunde. Abends sind die Zellen noch einmal offen. Inhaftierte treffen sich, manche kochen sogar miteinander.

Um 22 Uhr ist »Nachtverschluss« angesagt. Den kann niemand anfechten. Dann ist auch mit dem Argument »Klaustrophobie« keine Ausnahmeregelung mehr möglich.

Durch den extremen Personalmangel im Vollzugsbereich kann es allerdings vorkommen, dass der Nachtverschluss schon früher, auch bereits um 20 Uhr, durchgeführt werden muss. Dieser so genannte »Lange Riegel« kommt besonders oft an Wochenenden zum Einsatz.

Offene oder verschlossene Zellentüren, was ich eben beschrieben habe, gilt für Tegel, also für den sogenannten »Straferbereich«.

Im U-Haftbereich in Moabit sieht die Sache völlig anders aus. In der Untersuchungshaft gibt es nur eine einzige Freistunde bei 23 Stunden Einschluss. Die durch die U-Haft erzeugten Belastungen sind größer, werden unerträglich, wenn ein Strafprozess sich lange hinzieht und die Haftdauer sich über viele Monate erstreckt.

Besonders schwer auszuhalten sind U-Haft-Bedingungen natürlich für Ausländer, die der deutschen Sprache nicht mächtig sind und damit von zwischenmenschlicher Kommunikation und

Information fast komplett abgeschnitten sind. In Moabit habe ich öfter Patienten mit Selbstverletzungen erlebt. Sie wollten auf sich aufmerksam machen. Sahen dieses Mittel der Hilflosigkeit als Zeichen, begründeten ihre Tat mit der Aussage, dass sie nicht wüssten, was mit ihnen passieren werde.
Die ständige Ungewissheit in der U-Haft scheint generell besonders schwer zu ertragen zu sein.
Viele Gefangene werden nach ihrer Verurteilung ruhiger.
Weil sie dann wissen, worauf sie sich einstellen können.

Die medizinische Versorgung im Strafvollzug ist in ambulante und stationäre Bereiche unterteilt.
Im stationären Bereich sind die Abteilungen für Innere Medizin, Chirurgie und Psychiatrie im neuen Haftkrankenhaus Plötzensee untergebracht. Integriert ist auch die alte, früher abgesondert gelegene sogenannte »Zweite Innere«, eine Abteilung, die ursprünglich und in erster Linie eine Fachabteilung für Tuberkulosekranke war und »Lungenburg« genannt wurde.
Der ambulante Versorgungsbereich wird durch die verschiedenen »Arztgeschäftsstellen« an den Standorten des Geschlossenen und Offenen Vollzugs abgedeckt. Es gibt sie also in Moabit (überwiegend U-Haft), Plötzensee, Tegel, in den Frauenhaftanstalten Lichtenberg und Hohenschönhausen sowie den Standorten des Offenen Vollzugs mit seinen fünf Außenanstalten.
Eine Arztgeschäftsstelle beschäftigt mehrere Krankenschwestern und Krankenpfleger sowie einen zuständigen Anstaltsarzt. Die Personalstärke im pflegerischen Bereich hängt von der Größe der Teilanstalt ab.
In einem Raum mit Untersuchungsliege, diagnostischen Geräten und Medikamentenschränken, dem »Sprechzimmer«, findet die »Arztvisite« statt.
Medikamente werden bei der Visite nach Verordnung im allge-

meinen sofort durch den Krankenpflegedienst ausgegeben. Die Ausgabe erfolgt teils in normalen Tablettenpackungen, teils auch nur als Tagesdosis, die dann sofort unter Aufsicht eingenommen werden muss, wenn Missbrauch nicht auszuschließen ist. Bestimmte Medikamente kann man weiterverkaufen und sind deshalb im Knast bares Geld wert. Missbrauch wäre natürlich auch die Einnahme größerer Medikamentenmengen bei beabsichtigtem Suizid.

Arztgeschäftsstellen in den kleinen Anstalten bestehen aus nur zwei Räumen. In den großen Anstalten gibt es neben dem Sprechzimmer auch mehrere Büro- und Aufenthaltsräume. Dort werden Akten bearbeitet, Anordnungen der Visite ausgeführt, Termine für Untersuchungen festgelegt und andere Büroarbeiten erledigt. Dem Arzt steht aber noch ein zusätzliches, gesondertes Arztzimmer zur Verfügung, das räumlich meist von der Geschäftsstelle getrennt ist. Hier verbringt er seine Dienstnachmittage oft mit der Anfertigung ausführlicher Stellungnahmen.

Die hierarchische Organisation, in die der »Anstaltsarzt« oder auch »Arzt im Vollzug« genannt, eingebunden ist, lohnt einer näheren Betrachtung.

Dienstrechtlich untersteht auch der Mediziner der Leitung der Justizvollzugsanstalt. Wenn diese also, z. B. bei »Anstaltsalarm«, anordnet, dass auch der Arzt die Anstalt nicht verlassen darf, muss er sich fügen.

Fachlich ist er als Mediziner unabhängig. Ähnlich wie ein Arzt in freier Praxis trägt auch er die volle Verantwortung für seine Entscheidungen. Der Anstaltsarzt ist also weder organisatorisch noch medizinisch dem Leitenden Arzt, dem »Leiter des Gesundheitswesens«, unterstellt, der Chefarzt des Haftkrankenhauses ist. Nur dort herrscht die übliche Krankenhaushierarchie. Für bestimmte Krankheitsbilder hat man aber gemeinsam ein bestimmtes Vorgehen festgelegt. Daran wird sich ein Anstaltsarzt normalerweise orientieren. Dies ist gerade in einer Justizvollzugsanstalt von großer Bedeutung, wenn es z. B. um die Versorgung von HIV-positiven Patienten geht oder die Vorstellungen von Erkrankten bei Fachärzten.

Innerhalb des Vollzugs gibt es Fachärzte für Chirurgie, Innere Medizin und Psychiatrie. Zusätzliche Fachärzte, ein Urologe, ein Augenarzt, ein Hals-Nasen-Ohren-Arzt und ein Orthopäde, ein Gynäkologe und ein Hautarzt kommen zu bestimmten Terminen auf Honorarbasis in die Anstalt, so dass ihnen Patienten vorgestellt werden können.

Sind dringende Vorstellungen nötig, muss der Patient ausgeführt werden.

Bei Ausführungen gilt, dass zuvor die Fachärzte des Vollzugs konsultiert werden müssen. So wird, wenn z. B. eine Operation erforderlich ist, ein Chirurg des Haftkrankenhauses den Patienten ansehen und Termine mit einem externen Krankenhaus vereinbaren. Dem Anstaltsarzt selbst ist es also nicht möglich, jeden Patienten in ein Krankenhaus seiner Wahl zu schicken.

Sprechstunden

Während ich noch Akten mit neuen Befunden, Anfragen vom Vollzug, von Rechtsanwälten, von Gefangenen und anderes bearbeite, vernehme ich deutlich Unruhe im Warteraum. Das lässt auf eine größere Anzahl wartender Patienten schließen.
Um 10 Uhr beginnt die Sprechstunde.
Auf ein Klingelzeichen kann die Tür von außen geöffnet werden. Die Patienten können eintreten.
Als Erster und ohne große Umstände kommt Herr B. zur Sache.
»Frau Doktor, ick brauch' mal dringend 'ne Spritze, kann mich überhaupt nich' mehr bücken, hab' auch die ganze Nacht nich' jeschlafen, überhaupt nich'.«
Ich untersuche seinen Rücken.
»Ich verschreibe Ihnen Tabletten – oder Zäpfchen, wenn Sie die lieber nehmen. In beiden ist der gleiche Wirkstoff drin wie in der Spritze.«
Die Injektionslösung birgt ein größeres Risiko, akute allergische Reaktionen auszulösen.
»Nee, nee, ick will keene Tabletten, die hab ick schon mal jenommen. Aber die helfen doch nich' so. Ick brauch' heute unbedingt 'ne Spritze.«
Ich verstehe, dass es heute ohne Injektion nicht besser werden kann und lasse sie durch die Krankenschwester verabreichen.
»Bei Ihrem Zustand möchte ich Sie krankschreiben.«
»Nee, nee, bloß nich' krankschreiben, ick bin Hausarbeiter, schaff' dit schon, brauch' dit Jeld«, wehrt er sich vehement.

Im Strafvollzug gibt es keine Lohnfortzahlung im Krankheitsfall, außer bei Arbeits- und Sportunfällen. Der Patient ist als Hausarbeiter tätig. Er macht auf der Station sauber und teilt Essen aus. Ich weiß, dass er sich von einem anderen Hausarbeiter helfen lassen kann, falls er etwas sehr Schweres heben muss. Dafür, dass ich ihn heute nicht krankschreibe, schenkt er mir einen dankbaren Blick.

Der Nächste ist ein großer, schlanker Patient. Er wirkt bedrückt und aufgeregt zugleich, setzt sich, will aber offensichtlich nicht gleich mit der Sprache herausrücken. Irgend etwas scheint ihm peinlich zu sein. Er ist bekannt dafür, dass er regelmäßig Kraftsport macht und sehr auf seinen Körper und die Gesundheit bedacht ist. Nach einigem Herumdrucksen findet er dann doch seine Sprache.

»Frau Doktor, kann ich Sie bitte unter vier Augen sprechen?«
Normalerweise ist die Krankenschwester oder der Krankenpfleger während der Sprechstunde mit mir im Sprechzimmer.
Ich überlege kurz.
Es ist ein Sicherheitsrisiko.
Mir ist nicht ganz wohl dabei, aber mein eigener Anspruch an meine ärztliche Tätigkeit siegt. Ich erkläre mich einverstanden, ausnahmsweise mit ihm alleine zu sprechen. Die Krankenschwester wirft mir einen etwas verständnislosen Blick zu und geht in den Nebenraum, ohne die Tür zu schließen.
»Also, um was geht's?«
»Frau Doktor, Sie wissen ja bestimmt, ich hatte vorgestern meinen ersten Ausgang nach 13 Jahren Knast. Ich war natürlich bei 'ner Frau, kenn' sie nicht weiter. Das Problem ist, ich hab' 'ne kleine Wunde am Finger, jetzt hab' ich große Angst, weiß ja nicht, ob sie nicht vielleicht positiv ist und ich mich angesteckt habe. Hab' natürlich ein Kondom benutzt.«
Ich kann ihn beruhigen. Die kleine Wunde ist eine oberflächliche,

schon etwas ältere Schnittverletzung. Ich verspreche ihm trotzdem, einen Test zu machen. Er unterschreibt die Einverständniserklärung. HIV-Tests dürfen nur mit Einverständnis des Patienten durchgeführt werden.

Die Krankenschwester kommt zurück und macht mir noch einmal deutlich klar, dass sie von meiner Entscheidung, mit dem Patienten unter vier Augen zu sprechen, überhaupt nichts hält.

»Ich will nicht schuld sein, wenn Ihnen was passiert!«

Der Test fiel, auch bei der Nachkontrolle, negativ aus.

Urplötzlich stürmt ein 36-jähriger Patient das Sprechzimmer, ohne das Klingelzeichen abgewartet zu haben. Er sitzt wegen eines Betrugsdelikts ein. Er rennt auf meinen Tisch zu.

Die Krankenschwester steht neben mir, sie ist empört.

»Moment mal! So geht das aber nicht!«

Doch er lässt sich nicht bremsen. Mit theatralischer Geste wirft er die beim letzten Besuch wegen seiner Rückenschmerzen verordnete Tablettenpackung auf den Schreibtisch, wird laut und aggressiv.

»Sie wollen mich wohl vergiften oder was? Wissen Sie überhaupt, welche Nebenwirkungen diese Tabletten haben? Ich habe das nachgelesen!«

Ohne mir überhaupt die Möglichkeit zu lassen, nach den Details zu fragen oder zu erklären, verlässt er laut schimpfend wieder den Raum. Aus seiner Beweglichkeit ist zu schließen, dass er zumindest keine sehr starken Schmerzen mehr haben kann.

Der Nächste kann kommen.

Er bringt seinen Freund mit, als er hereingerufen wird. Es ist ein türkischer Patient, den ich inzwischen gut kenne. Er ist immer sehr höflich. Er entschuldigt sich, er verstehe noch nicht gut genug Deutsch, deswegen habe er seinen Freund mitgebracht. Er habe immer wieder Schmerzen beim und nach dem Wasserlassen. Deshalb war er schön öfter in der Sprechstunde. Er zeigt auf seinen

Bauch. Er ist überzeugt, dass etwas nicht stimmt, nicht normal ist. Er spricht zeitweise Deutsch – ich kann ihn gut verstehen. Dann erklärt er seinem Freund die Beschwerden offenbar sehr ausführlich noch einmal auf Türkisch. Dieser übersetzt. Neues erfahre ich dadurch nicht. Ich habe eher den Eindruck, der Freund soll als eine Art »Verstärkung« dienen. Körperliche Untersuchungen, mehrfache Urinproben und Ultraschalluntersuchungen haben bisher keinen krankhaften Befund ergeben.
Das scheint er nicht glauben zu können und wiederholt seine Klagen. Selbst der hinter ihm stehende Freund verdreht schon die Augen. Ich erkläre ihm alles noch einmal von vorne und biete ihm an, ihn zu seiner Beruhigung trotz der normalen Befunde dem Urologen vorzustellen.
Klingelzeichen.
Der Nächste, ein eher kleiner und agiler Patient mittleren Alters, hat sein schulterlanges Haar dieses Mal schwarz gefärbt. Er ist immer freundlich und höflich, scheint wenig Kontakt zu anderen Inhaftierten zu haben und eher zurückgezogen zu leben. Sein Problem bringt er leise, stockend, fast verschwörerisch vor.
»Frau Doktor, ich höre wieder Stimmen, die mich belästigen und mir auch Angst machen. Die anderen wissen zum Glück nicht, dass ich der Sohn eines früher bekannten Mitglieds einer Terrorbande bin. Ich habe deshalb auch einen Geheimnamen!«
Er beugt sich vor und nennt ihn mir flüsternd.
»Aber keinem anderen sagen, die wissen das hier alle nicht!«
»Ach, so. Na, wenn das so ist …«
Ich muss jetzt versuchen herauszufinden, wie sein gegenwärtiges seelisches Erleben einzuschätzen ist.
»Was sagen Ihnen die Stimmen?«
»Verschiedenes …«
»Sagen die Ihnen, Sie sollen sich etwas antun?«
»Das kommt auch vor.«

Ich schlage ihm eine Verlegung in die psychiatrische Abteilung vor, die er bereits von früheren Aufenthalten kennt.
»Dort sind Sie sicher.«
Er möchte aber noch nicht verlegt werden, so schlimm sei es noch nicht. Aber er ist zur Vorstellung in der nächsten psychiatrischen Sprechstunde bereit. Ich lasse ihn nicht gehen, ohne ihm das Versprechen abzunehmen, sich bei Verschlechterung sofort zu melden, vor allem, wenn die Stimmen bedrängender werden sollten. Er verspricht es.
Ich notiere den Gesprächsinhalt in der Akte.
Mir ist mulmig.
Wie viel Vertrauen in sein Versprechen kann ich ihm angesichts der sich entwickelnden psychotischen Phase noch entgegenbringen? Andererseits ist es aus rein praktischen Gründen gar nicht möglich, jeden sich am Rande einer Psychose befindlichen Patienten stationär in der Abteilung für Psychiatrie und Psychotherapie mit ihrem sehr begrenzten Bettenkontingent unterzubringen.
Unter den 1700 Inhaftierten in der JVA Tegel gibt es so manchen psychiatrisch erkrankten Patienten, der ambulant versorgt wird. Dabei geht es vor allem darum, jede Zuspitzung des Zustands rechtzeitig zu erkennen und richtig einzuschätzen, um bei akuter Eigen- oder Fremdgefährdung sofort geeignete Maßnahmen für die Sicherheit des Betroffenen selbst und seiner Umgebung ergreifen zu können.
Der Nächste kommt.
Es ist wieder der Kraftsportler.
Er ist wie so oft sehr beunruhigt.
»Meine Brust auf der rechten Seite ist gewachsen. Ich habe auch so ein komisches Gefühl in der Brustwarze. So müssen wohl Frauen empfinden«, meint er dann mit einem Ausdruck des Abscheus.

Ich untersuche ihn. Keine wesentlichen Veränderungen, allenfalls eine minimale Verdickung unter der rechten Brustwarze. Aber der Patient ist so überzeugt von einem schwer krankhaften Befund, dass er das Gefühl hat, es kaum länger so auszuhalten.
»Ich erwarte, dass Sie meine Beschwerden beseitigen! Sofort! Das hatte ich vorher doch nicht!«
Zur weiteren Abklärung, ob etwa eine krankhafte Gewebevermehrung zu erkennen ist, schlage ich ihm eine Ultraschalluntersuchung vor.
»Nehmen Sie eigentlich Anabolika oder Hormone?«, frage ich.
Er verneint entrüstet.
Anabolika sind in der JVA verboten, werden jedoch illegal »eingebracht« und gelegentlich bei Zellenkontrollen gefunden. Erst später gesteht er mir, ein Hormon eingenommen zu haben. Es ist ein Medikament, das bei Frauen den Eisprung auslöst und bei Kraftsportlern den Muskelaufbau verbessern soll.
Zum wievielten Male staune ich wohl über die Widersprüchlichkeit im Verhalten eines Menschen? Auf der einen Seite die ausgeprägte Selbstbeobachtung und schnelle Besorgnis über geringste körperliche Veränderungen, auf der anderen Seite die Inkaufnahme schwerer Nebenwirkungen durch unkontrollierte Einnahme von Anabolika und Hormonpräparaten.
Klingelzeichen.
Gleich nach dem Eintreten zeigt mir der nächste Patient seine nackten Beine.
»Ich brauche sofort eine neue Tube von dem Gel!«
»Wieso denn das? Ich sehe in meinen Aufzeichnungen, dass Sie die letzte vor drei Tagen bekommen haben. Was haben Sie denn damit gemacht?«
»Ich habe meine Besenreiser an den Beinen intensiv mit dem Zeug behandelt. Meine Schwester ist Krankenschwester, und die hat mir das geraten. Nun sagen Sie nichts! Die kennt sich

auch aus. Sie sehen doch auch, dass sich das jetzt schon deutlich gebessert hat.«

Ich bin nun wirklich nicht davon überzeugt, dass kleine venöse Gefäßerweiterungen mit dem Gel behandelt werden sollten, und erkläre es ihm: »Das Gel hat eine entzündungshemmende Wirkung, kann aber die Erweiterung von Gefäßen, also Ihre Besenreiser, nicht beseitigen.«

Er hört mir gar nicht zu, fühlt sich komplett unverstanden und verlässt ohne jedes weitere Wort, aber schwer gekränkt, die Sprechstunde.

Das Telefon klingelt.

Ein Notfall.

Die Sprechstunde muss unterbrochen werden.

Ein Patient auf Station 5 hat einen Krampfanfall, so die Information des Stationsbeamten. Die Krankenschwester schnappt den Notfallkoffer.

Der Mann liegt in seiner Zelle auf dem Bett, ist ansprechbar und bei klarem Bewusstsein, Hände und Beine zittern leicht. Er ist sehr aufgeregt. Diese Anfälle bei ihm kennen wir schon seit langem. Sie haben trotz neurologischer Diagnostik und Medikation nicht aufgehört. Oft ist allerdings zu beobachten, dass sie in direktem zeitlichem Zusammenhang mit Aufregungen auftreten. Dieses Mal erzählt er erbost, man habe ihm bei der Kontrolle seine Kaffeemaschine aus der Zelle »gefilzt«.

»Kaffeemaschinen sind angeblich nicht zulässig. Sie müssen mir doch bescheinigen können, dass ich sie unbedingt brauche, wenn ich mir nachts etwas Warmes zu trinken machen will!«

Während des Nachtverschlusses können die Inhaftierten die stationseigenen Küchen nicht mehr benutzen. Ich beruhige ihn und gebe ihm ein paar Tropfen, schlage ihm vor, das Problem durch eine Thermoskanne zu lösen.

Das behagt ihm aber nicht.

Im Stillen denke ich, dass wieder einmal aus einer Konfrontation im Vollzugsalltag ein medizinisches Problem entstanden ist. Und ich frage mich auch, warum der Patient bisher und ohne Beanstandung eine Kaffeemaschine in der Zelle haben durfte.

Offensichtlich sind wieder, wie so oft, reichlich illegale Substanzen bei Routinekontrollen gefunden worden. Daraufhin sind ebenso routinemäßig die Auflagen verschärft worden. Dazu gehört auch, dass alle möglichen Verstecke aus den Zellen geschafft werden. Unter anderem Kaffeemaschinen.

Der Inhaftierte ist im übrigen ein Patient, der häufig notfallmäßig in ähnlicher Weise versorgt werden muss und deswegen auch allen anderen Kollegen in der JVA Tegel bekannt ist. Auch bei ihm ist – wie in nicht wenigen Fällen – das Arzt-Patienten-Verhältnis schon durch Beschwerden und Anzeigen geprägt, das heißt, belastet. Unter dem Namen »Zappelmann« ist er bekannt wie ein bunter Hund. Auf das Stichwort »Zappelmann hat einen Anfall« weiß jeder Kollege schon Bescheid und entsprechende Maßnahmen werden automatisch eingeleitet. Zum Glück beruhigt er sich jedes Mal wieder sehr schnell.

Anfangs wurde von den erschreckten Schwestern und Pflegern noch häufig die Feuerwehr gerufen. Doch wenn der Notarztwagen eintraf, war Herr Zappelmann regelmäßig wieder ansprechbar und auf dem Weg der Erholung. Die vom hinzugerufenen Anstaltsarzt laut geäußerte Überlegung ihn ins Haftkrankenhaus zu verlegen, weckte jedes Mal rasch seine Lebensgeister. Und mancher extern gerufene Notarzt dürfte zumindest im Stillen den Kopf geschüttelt haben über den Alarm. Solche Vorkommnisse und die Unkenntnis der Notärzte von draußen über die internen Vorgeschichten beeinflussen natürlich auch den Ruf der Vollzugsärzte außerhalb der Mauern.

Dem Patienten jedenfalls ging es jedes Mal so schnell wieder besser, dass wir Kollegen uns in dem Verdacht einig waren, dass er

sich mit seinen Anfällen Aufmerksamkeit verschaffen wollte. Und die holt er sich zusätzlich durch Beschwerden und Anzeigen.
Abends, auf meinem Weg nach Hause, sehe ich ihn schon wieder fröhlich über die Anstaltshöfe laufen.
»Schönen Feierabend!«, ruft er mir zu.
Es ist absurd.
Er tut wieder so, als sei nichts passiert.
Dabei war da etwas gewesen, was mich schwer schockiert hat.
Seine letzte Anzeige gegen mich lautete immerhin auf »Körperverletzung im Amt«. Er klagte, weil er mehrfach ein Medikament, das »Mittel der Wahl« bei Krampfanfällen, erhalten hatte. Zu den Nebenwirkungen dieses Medikaments gehört, aber nur bei ständiger Einnahme, auch die Möglichkeit einer Abhängigkeit. Daraus schloss er, dass die Ärzte bewusst das Risiko eingegangen seien, ihn in die Medikamentenabhängigkeit zu treiben. Tatsache war, dass er das Medikament in den letzten Monaten maximal zweimal im Monat erhielt. Da bestand mit Sicherheit keine akute Gefahr einer Suchtentwicklung.
Was motiviert ihn also, solche Anzeigen zu starten?
Als ich ihn in der Sprechstunde darauf anspreche, meint er lachend und in entwaffnendem Tonfall: »Das ist doch nicht gegen Sie persönlich, Frau Doktor.«
Dann wechselt er rasch das Thema und erzählt im Plauderton von seinen Abenteuern auf See, von ganz schrecklichen Geschichten, die ihn nicht in Ruhe lassen und belasten.
Ich bin nun wieder und wie so oft in einer unsäglichen Doppelrolle: Ich bin seine von ihm Angeklagte und zugleich seine Vertrauensperson.
Dass wir als Ärzte trotz Beschwerden oder Anzeigen weiter medizinisch für diesen Inhaftierten zuständig bleiben, ist im Umgang mit dem Patienten nicht leicht und erfordert die Fähigkeit, verschiedene Ebenen der Kommunikation parallel zu pflegen.

Oft bin ich innerlich angespannt, wenn ich das Gefängnis verlasse. Auf dem Weg nach Hause gehe ich manche Ereignisse des Tages in Gedanken noch einmal durch. Ich frage mich dann, ob es richtig war, diese oder jene Forderung abgelehnt zu haben. Ich frage mich, wann es die nächste Anzeige gegen mich gibt.

Dann wieder werfe ich mir vor, dass ich mich von einem Inhaftierten weich klopfen ließ, ihm doch noch einmal ein Beruhigungsmittel zu verordnen.

»Nur noch einmal – nur für drei Tage«, hatte er gebettelt. »Dann sehen Sie mich auch die nächsten vier Wochen nicht wieder.«

»Keine leeren Versprechungen«, antwortete ich.

Aber verlassen kann ich mich auf seine Worte sicher nicht.

Massenhaft eingehende Beschwerden, oft werden die Häftlinge dabei von Rechtsanwälten vertreten, gehören hier für mich zum ärztlichen Alltag.

Ich denke oft an mein Vorstellungsgespräch, als der damalige Chefarzt und Leiter des Gesundheitswesens zu mir sagte: »Sie dürfen keine Angst vor Beschwerden und Ermittlungsverfahren haben, das ist hier gang und gäbe. Gegen mich laufen ständig etwa 20 Verfahren. Wichtig ist nur, in den Akten alles genau zu dokumentieren.«

Leicht gesagt, dachte ich immer wieder, wenn ich schriftliche Vorwürfe wie »schwere Körperverletzung« oder »Körperverletzung im Amt« las.

Ich war gemeint.

Und ich konnte es nie nachvollziehen.

Es hat mich anfangs auch irritiert, dass die Inhaftierten in für sie strittigen Fällen nicht die Möglichkeit wahrnehmen, Dinge im Gespräch zu klären.

Aber das war zu kurz gedacht. Im Justizvollzug haben nicht nur die Patienten keine freie Arztwahl, auch die Ärzte können sich ihre Patienten nicht aussuchen. Das ist der große Unterschied zu draußen, wo ich als niedergelassene Ärztin bei einem gestörten Verhältnis zwischen Arzt und Patient die Möglichkeit habe, dem Patienten zu empfehlen, sich einen anderen Arzt zu suchen – wenn er es nicht schon von sich aus macht.

Natürlich müssen wir als Bedienstete der Justiz unsere Patienten im Gefängnis sachlich und korrekt weiter behandeln, egal wie ausfallend oder persönlich beleidigend sie uns gegenüber aufgetreten sind, weil wir ihre Wünsche nach Beruhigungsmitteln, Zusatzkost oder auch Vergünstigungen nicht alle erfüllen.

Von ausländischen Gefangenen werden wir gelegentlich auch als »Nazi« bezeichnet, wenn wir das Gewünschte verweigern. Ein Patient meinte einmal wütend, ich sei »wie eine Ärztin in Dachau«, als ich ihm nicht die von ihm gewünschte, sondern eine andere Tablette angeboten habe.

Auch die berufliche Qualifikation wird bei einem im Strafvollzug tätigen Arzt schnell angezweifelt. Einmal fiel mir ein kleines Handbuch, ein Ratgeber für Inhaftierte, in die Hände. Dort stand geschrieben, im Gefängnis seien nur Ärzte tätig, die draußen beruflich gescheitert sind. Entsprechende Bemerkungen habe ich mir dann von besonders aggressiven Gefangenen auch persönlich anhören müssen.

Ich erinnere mich an den Auftritt eines Inhaftierten, der in der Sprechstunde immer lauter wurde, weil ich ihm nicht täglich zwei Schlaftabletten verordnen wollte, sondern es bei einer Tablette beließ. Als er zuletzt nur noch schrie, forderte ich ihn auf, das Sprechzimmer zu verlassen. Er sprang auf und brüllte mich wütend an: »Sie haben als Ärztin doch sowieso keine Ahnung, sonst wären Sie doch nicht hier gelandet! Den Job macht doch kein normaler Arzt!«

Vom Arzt im Vollzug wird stets eine Art »innerpsychische Spaltung« verlangt. Er muss trotz diverser Angriffe und Beschwerden von Seiten der Patienten diesen bei körperlichen oder seelischen Beschwerden als Mediziner immer wieder vorbehaltlos gegenübertreten und ihnen in ihrem Leiden mit Empathie begegnen. Das verlangt die Fähigkeit, eigene negative Emotionen in der Behandlungssituation ausblenden zu können. Der persönliche Standpunkt und die persönlichen Gefühle müssen vorübergehend einem überpersönlichen Standpunkt weichen. Das setzt ein hohes Maß an Frustrationstoleranz und Sublimierungsfähigkeit voraus.

Oder einfach gesagt: Es ist verdammt schwierig, dem immer gerecht zu werden!

Wo bleiben die abgespaltenen Emotionen?

Schön wäre es, wenn für Mitarbeiter ein Angebot an regelmäßigen Gesprächsrunden bestünde, wo in Anwesenheit von geschulten Gesprächsleitern ein Austausch über die Erlebnisse am Arbeitsplatz im Umgang mit Inhaftierten stattfinden könnte.

Ein ausgeglichenes Privatleben kann sicher auch hilfreich sein. Doch zeigt sich oft, dass die innere Aufladung mit Aggression und Anspannung sich eher negativ auf das Privatleben auswirkt. Häufiger habe ich von Mitarbeitern gehört, Angehörige hätten ihnen vorgeworfen, wie sie sich durch die Tätigkeit im Gefängnis verändert hätten. Oft bezog sich dies auch auf den Umgangston und die Ausdrucksweise, die man aus dem Knast mit nach Hause genommen hatte.

Das Raue und die emotional belastenden Erlebnisse innerhalb der Mauern hinterlassen unmerklich viele bleibende Spuren.

Schwere Verantwortung

Heute ist Vertretung in einem großen Haus angesagt, in dem sich auch die Substituierten-Station befindet. Dort sind jene Gefangenen untergebracht, die nach entsprechendem Antrag und bei Erfüllung weiterer Voraussetzungen *Methadon* erhalten. Damit sind sie mit ihrer Suchterkrankung nicht mehr dem Zwang ausgesetzt, sich illegal Drogen zu beschaffen. Noch ahne ich nicht, wie schlimm dieser Tag werden wird.
Es ist ein bisschen wie Spießrutenlaufen, wenn ich zur Arztgeschäftsstelle dieses großen Hauses gehe, wo ich einen Kollegen zu vertreten habe. Ich laufe durch die langen Gänge des alten sternförmigen Baus und sehe: Ja, so wird das Innere eines Gefängnisses auch immer in Filmen gezeigt.
Auf beiden Seiten des Gangs stehen viele Zellentüren offen. Einige Gefangene lungern herum und mustern mich neugierig. Manche grüßen freundlich.
Einer ruft, ich höre und fühle die Häme.
»Ach, Frau Doktor, ich bin ja so krank! Bitte, Sie müssen mir sofort helfen!«
Ich versuche unauffällig schneller zu gehen, ohne nach links und rechts zu sehen, bin jedes Mal froh, wenn ich diese Gänge hinter mir habe.
»Ach, sogar Ägypten ist hier vertreten«, höre ich, eine Anspielung auf meinen Kettenanhänger mit dem Horusauge. Erstaunlich, was da so schnell wahrgenommen und erkannt wird. Aber im Gefängnis sind eben alle Bildungsschichten vertreten. Es gab auch

schon mal Ärzte und Rechtsanwälte als Patienten in meinen Knastsprechstunden.

Übrigens gehe ich immer nahe an der Wand entlang, denn diese Sternbauten sind von oben bis unten in der Mitte offen. In den einzelnen Etagen sind Netze über die offene Mitte gespannt. Ein Sturz in die Tiefe hätte also keine ganz schlimmen Folgen. Ich gehe trotzdem nahe an der Wand, denn es könnte ja sein, dass jemand von oben Flüssigkeiten herunterschüttet. Dieses Risiko hätte ich von mir aus nie bedacht. Ich wurde von erfahrenen Mitarbeitern darauf aufmerksam gemacht.

Beim Hasten durch die langen Gänge fällt mir eine Geschichte ein, die ein Krankenpfleger sehr lustvoll schilderte.

Ein Inhaftierter vom dritten Stock drehte durch und stürzte sich nackt über die Brüstung ins Netz. Mehrere Vollzugsbeamte waren ihm auf den Fersen. »Hinterher!«, schrie einer, um den im Netz Trampolin springenden Häftling wieder einzufangen. Mehrere Beamte wollten sofort dem Kommando folgen, als einer noch rechtzeitig schrie: »Nein, zurück!«

Er hatte blitzartig die Gefahr erkannt. Das Netz wäre gerissen, wenn ein Dutzend Beamter gleichzeitig hineingesprungen wäre.

Der Kollege, den ich vertrete, ist auch für die Substituierten-Station zuständig. Das *Methadon* wird morgens in einem kleinen Becher unter Aufsicht ausgegeben, damit der Patient das Mittel auch wirklich herunterschluckt. Sonst bestünde das Risiko, dass er es heimlich wieder ausspuckt, um es in eine Spritze zu füllen und sich zu injizieren. Dadurch würde es unkontrolliert und viel stärker wirken.

Der Wunsch nach einem »Kick« verfolgt den Drogenabhängigen wohl ein Leben lang, auch wenn keinerlei Entzugserscheinungen mehr bestehen. Deshalb konsumieren viele, trotz *Methadon*, unerlaubterweise zusätzlich andere Drogen.

Die »Substituierten« sind in diesem Haus räumlich getrennt von den anderen Gefangenen untergebracht. Sie kommen auch gesondert in die Sprechstunden, um Kontakt mit anderen Häftlingen und die Verführung durch ein eventuelles Drogenangebot zu verhindern.
Die Sprechstunden für diese Patienten dienen der regelmäßigen ärztlichen Überwachung der Substitution, wobei z. B. die Einstellung auf die richtige Dosis zur Verminderung des »Drogenhungers« ein wichtiges Thema ist. Auch die Besprechung der Ergebnisse der Urinkontrollen gehört dazu. Mit ihnen soll sichergestellt werden, dass der sogenannte »Beikonsum« erkannt und unterbunden wird. Bei einer positiven Urinkontrolle droht der Ausschluss aus dem Methadon-Programm. Um dies zu umgehen, finden die Konsumenten fantasievolle Ausreden. Ein positiver Test auf THC, das ist Haschisch, wird z. B. gern auf »passiven Konsum« zurückgeführt. »Die andern rauchen das Zeugs und das geht bei mir rein!«
Bei den unter Aufsicht durchgeführten Urinkontrollen, die auch in den anderen Häusern bei bekannten Drogenpatienten durchgeführt werden, wird gern geschummelt. Dabei ist das Trinken extremer Flüssigkeitsmengen, um die Substanz bis hin zum nicht mehr Nachweisbaren zu verdünnen, eine der harmloseren Varianten. Ein Gefangener hatte die Idee, durch ein leicht verdecktes kleines Schlauchsystem den ihm von einem anderen überlassenen sauberen Urin in das Testgefäß zu leiten. Er tat es jedoch nicht unauffällig genug. Es entging dem überwachenden Beamten nicht. Einzelne Gefangene sollen auch nach vorheriger Entleerung der Blase diese kurz vor der erwarteten Kontrolle mittels eines Katheters mit fremdem Urin füllen, um drohenden Sanktionen zu entgehen.
Parallelen zur Außenwelt fallen mir auf. Ich hatte über die Praktiken bei Dopingkontrollen von Radsportlern gelesen.

Die Bestrafungen im Knast können durchaus einschneidend sein. Dabei geht es doch vielen Gefangenen um die Verlegung in eines der »drogenfreien Häuser« innerhalb der JVA. Hier sind die Haftbedingungen und Räumlichkeiten angenehmer. Es sind Neubauten und die Zellen sind etwas wohnlicher. Auf allen Stationen gibt es Küchen, in denen gemeinsam gekocht werden kann.
Es ist der »Wohngruppenvollzug«.
Gemeinschaftliche Aktivitäten sind hier durchaus erwünscht. Man erhofft sich, dass die Inhaftierten lernen, miteinander umzugehen und sich »soziale Kompetenzen« aneignen. In der Realität ist das nicht so leicht zu verwirklichen. Inhaftierte, die nie gelernt haben, sich anzupassen oder auf andere Rücksicht zu nehmen, entwickeln sich auch durch äußeren Druck nicht zu verständnisvollen Menschen, die sich einfühlen und die Belange anderer respektieren.
Vor der Verlegung in Teilanstalten mit Wohngruppenvollzug wird die »Drogenfreiheit« eines Kandidaten durch mehrfache Urinkontrollen überprüft. Umgekehrt muss ein Häftling, der sich in einem »besseren« Haus befindet, das Haus bei nachgewiesenem erneuten Drogengebrauch sofort wieder verlassen.

Heute haben sich nur wenige Patienten der Methadon-Station zur Sprechstunde angemeldet.
»Ick brauch' noch 'nen Meter mehr, hab' immer noch die Unruhe«, meint der Erste.
»Ein Meter« ist im Methadon-Jargon ein Milliliter. Es gibt keine Standarddosierung. Jeder Patient erhält eine individuell angepasste Dosis, je nach Befinden und Nebenwirkungen.
Die nächsten Patienten nutzen die Sprechstunde zum Wiegen oder möchten eine Kostzulage, weil sie sich zu dünn fühlen. Letzteres entspricht nicht immer den objektiven Gegebenheiten, son-

dern eher dem Wunsch nach Abwechslung in der Vollzugsverpflegung.
Nach den »Methadonern« beginnt die normale Sprechstunde. Ein Mann klagt über starke innere Unruhe und Schlafstörungen.
»Die Beruhigungsmittel, die ich gekriegt hab', haben nicht geholfen. Ich weiß, und das hab' ich schon so oft gesagt, dass nur *Diazepam* bei mir wirkt.«
Ich blättere in der Akte. In der Vorgeschichte des Patienten ist eine jahrelange Abhängigkeit von verschiedenen Substanzen zu finden. Damit verbietet sich die Verordnung eines abhängig machenden, die Sucht unterhaltenden Mittels wie *Diazepam*. Medikamente dieser chemischen Gruppe werden im Gefängnis auch oft aufgelöst und injiziert, um die Wirkung zu verstärken.
»Sie kriegen von mir kein *Diazepam*, ich kann Ihnen zur Beruhigung *Atosil* geben.«
»Nee, danke, dit hilft bei mir überhaupt nich', ick hab dit allet schon ausprobiert«, lehnt er ab und erklärt: »Dann will ick zum Züschater«, ganz offensichtlich in der Hoffnung, den Psychiater von seinem Bedarf an *Diazepam* überzeugen zu können.
Mehrere andere Patienten möchten eine Änderung ihrer Kostform oder wünschen Kostzulagen. Der Erste wiegt zwar 78 Kilogramm bei einer Größe von 1,79 Metern, ist aber überzeugt, untergewichtig zu sein und dringend eine Quarkzulage zu benötigen.
»Draußen hab' ick zehn Kilo mehr jewogen. Meene Frau hat sich ooch schon beschwert, det ick so dünn jeworden bin.«
Meine Erklärungen zum Normal- und Idealgewicht bei Männern interessieren ihn überhaupt nicht.
»Ick weeß, wie viel ick wiejen muss, det ick mir wohlfühle.«
Der Nächste möchte heute mal die Diät für Zuckerkranke.
»Da gibt es mehr Obst. Ganz bestimmt fehlen mir Vitamine.«
Ich erkläre ihm, warum ich ihm diese Kost nicht ohne Grund verordnen kann, denn seine Laborwerte hätten gezeigt, dass er nicht

zuckerkrank sei. Er ist beleidigt. Fragt dann, ob er salzarme Kost erhalten könne. Offensichtlich geht es ihm entschieden darum, sein Essen in einer eigenen Menage zu erhalten, getrennt von der gemeinschaftlichen Essensausgabe aus großen Behältern. Das ist für viele eine Prestigefrage, eine Möglichkeit, sich von der Masse der anderen Knackis abzuheben.

Auch diesen Wunsch muss ich ihm abschlagen, weil keine Erkrankung besteht, die eine Sonderkost rechtfertigt. Er akzeptiert dann Vitamintabletten, die ich ihm wegen seiner geäußerten Furcht vor Vitaminmangel als Trostpflaster anbiete.

Der nächste Patient setzt sich.

Plötzlich wird die schwere Eingangstür aufgeschlossen.

Ein Sozialarbeiter, Gruppenleiter einer Inhaftiertenstation, stürmt herein.

Mit einem Blatt Papier in der Hand bleibt er wortlos neben meinem Schreibtisch stehen.

Der Patient, mit dem ich gerade seine Magenerkrankung erörtere, sitzt noch vor mir. Zum Glück ist unser Gespräch fast beendet. Ich muss nur noch die verordneten Medikamente erklären und einen Wiedervorstellungstermin festlegen. Er verabschiedet sich.

Ich wende mich dem Sozialarbeiter zu.

»Ich finde es merkwürdig, dass Sie einfach so reinplatzen, wenn noch ein Patient vor mir sitzt. Auch hier im Knast gilt die ärztliche Schweigepflicht!«

»Es ist aber sehr dringend«, unterbricht er mich. »Ich habe gerade mit Herrn X. gesprochen, ich habe auch alles für Sie aufgeschrieben.«

Er hält mir sein Papier unter die Nase.

»Herr X. ist am Durchdrehen!«

Rasch lese ich die wenigen Zeilen.

Der Sozialarbeiter schreibt, er habe kurz zuvor dem Gefangenen eröffnet, dass dieser nicht wie gewünscht in einen anderen Flügel

des Hauses verlegt werde. Darauf habe X. geantwortet, dann bringe er sich eben um.
»Kommen Sie, Frau Doktor, Sie müssen sofort etwas machen, bei dem weiß man nie, der hat schon mal versucht, sich das Leben zu nehmen.«
Ich sehe auf die Uhr. Es ist 10 Uhr 45.
Ich bin noch mitten in der Sprechstunde, es sitzen noch reichlich Patienten im Warteraum. Ich frage mich, ob nicht der Gruppenleiter selbst im Gespräch Möglichkeiten gehabt hätte, positiv auf den Inhaftierten einzuwirken. Aber das spielt nun leider keine Rolle mehr. Mit dem Aushändigen des Schreibens hat er mir den Schwarzen Peter zugeschoben.
Ich bin im Zugzwang und habe keine Wahl.
Ich muss den Inhaftierten zur eigenen Sicherheit, wie es so schön ausgedrückt wird, in einen für diese Zwecke besonders gesicherten Haftraum verbringen lassen. Ich muss für sein Leben garantieren. Die Verantwortung wurde mit dem Schreiben an mich delegiert, egal welche Gründe zu dem Vorfall führten und wie es zu der protokollierten verbalen Reaktion des Inhaftierten kam.
Ich ordne also die Verbringung des Häftlings in diesen, im Keller gelegenen Haftraum an, muss dann die 15 noch wartenden Patienten versorgen, bevor ich schließlich den Inhaftierten dort aufsuchen kann.

In der Sprechstunde erscheint ein Patient, bei dem sehr schnell eine angespannte Gemütslage zu spüren ist. Seine Frau will ihn verlassen, er soll das gemeinsame Kind nicht mehr sehen und hat noch ein Jahr Haft vor sich.
Er weint.
Wut und Hilflosigkeit.
»Ich werde hier verrückt! Wenn ich meine Familie durch den

Knast verliere, hat das Leben überhaupt keinen Sinn mehr für mich. Hab' dann gar keine Perspektive mehr. Ich hab' so lange gebraucht, überhaupt Fuß zu fassen, die Beziehung aufzubauen. Und jetzt geht alles kaputt!«
»Ich kann Ihre Verzweiflung verstehen. Ich kann mir vorstellen, dass Sie an Ihrer Familie hängen. Vielleicht können Sie ja noch mal in Ruhe mit Ihrer Frau reden?«
»Weiß nicht, ob das Zweck hat! Ob die überhaupt noch mit mir reden will! Vielleicht hat sie ja schon 'nen anderen! Und ich sitze hier und kann nichts machen. Wozu lebe ich noch?«
»Haben Sie schon den Gedanken gehabt, sich etwas anzutun?«
Die Frage fällt mir nicht leicht.
Das direkte Ansprechen von Suizidfantasien fördert aber entgegen landläufiger Meinung nicht die Selbsttötungsabsichten, sondern kann sogar entlastend wirken und dem Betroffenen deutlich machen, wie wichtig ihm sein Leben doch noch ist. Ich muss mir ein Bild von seiner Seelenverfassung machen. Ich trage auch hier die Verantwortung für sein Leben. Ich muss gegebenenfalls vorbeugende Maßnahmen einleiten.
Zum Glück verneint er klar jeden Gedanken an Selbstbeschädigung oder Selbstmord.
»Ich tu mir nichts an, dazu hänge ich zu sehr an dem Kind. Der soll nicht später erfahren, sein Vater hat sich umgebracht. Ich habe doch noch Hoffnung, dass die Beziehung zu retten ist. Ich hänge sehr an meinem Kind.«
Ich lasse mir ausdrücklich versprechen, dass er sich jederzeit meldet, falls es ihm psychisch schlechter geht. Eine psychiatrische Vorstellung, die ich ihm auch vorschlage, möchte er jedoch nicht haben. Ich würde ihm gerne ein Gespräch vermitteln. Solche Termine sind sehr schwer zu bekommen, da viel zu wenig Psychologen zur Verfügung stehen. Leider sind die Stellen des Psychologischen Dienstes in der JVA Tegel zu knapp bemessen. Eine eng-

maschige Psychotherapie mit mindestens einer Wochenstunde pro Patient ist sowieso nicht realisierbar.
Und die Patienten müssen sich zusätzlich selbst an diesen Dienst wenden, indem sie einen Brief schreiben und um einen Termin bitten. Dies ist für einzelne Inhaftierte, die sich schwer tun, etwas zu Papier zu bringen, nicht Deutsch oder gar nicht lesen und schreiben können, eine weitere gewaltige Hürde.

Nach der Sprechstunde wird mir ein weiteres Schreiben vorgelegt. Ein anderer Gruppenleiter schildert das ihm merkwürdig vorkommende Verhalten eines Häftlings arabischer Herkunft. Dieser habe mehrfach gesagt, sein Leben habe keinen Sinn mehr, und »die da draußen werden sich schon noch wundern«. Der Gruppenleiter konnte nicht klären, was es damit auf sich haben könnte. Er befürchtet, der Inhaftierte könne sich etwas antun. Vielleicht hat er aber auch die Absicht, anderen etwas anzutun, um sich zu rächen?
Das muss warten.
Ich muss zuerst in den Keller, um den Inhaftierten, den ich in den »bgH«, also den »besonders gesicherten Haftraum«, verbringen ließ, aufzusuchen. Den Ort nennt man hier auch »Bunker« und den jeweiligen Insassen fast liebevoll »Kellerkind«. Der Raum ist rundum gekachelt und gefliest. In die Wand eingelassen sind ein Toilettenbecken und eine Wasserleitung. Die Ausstattung besteht aus einer Matratze und einer Wolldecke.
Bevor er hier eingeschlossen wird, wird der Inhaftierte ausgezogen und neu eingekleidet, um zu verhindern, dass er in seinen Sachen gefährliche Gegenstände wie Rasierklingen oder Messer versteckt und hineinschmuggelt. Der Raum ist videoüberwacht, um Selbstverletzungsgefahren, wie z. B. durch Kopfschlagen gegen die Wand, rechtzeitig zu erkennen. Dazu sind Inhaftierte in ihrer Wut durchaus fähig. Wahrscheinlich sind sie in diesen

Momenten so »außer sich«, dass ihr normales Schmerzempfinden ausgeschaltet ist.

Als ich in Begleitung von zwei Vollzugsbeamten und einer Krankenschwester eintrete, springt der Mann auf und ballt die Fäuste. »Das mit dem Umbringen habe ich doch nicht so gemeint! Der Gruppenleiter hat mich da völlig missverstanden. Ich werde sowieso überall verarscht! Andere sind auf Antrag schon längst verlegt worden!«, schreit er.

Angesichts seines Erregungszustands biete ich ihm ein Medikament zur Beruhigung an. Ob er tatsächlich Selbstmordgedanken hat, ist zu diesem Zeitpunkt nicht zu klären. Ein Gespräch ist nicht möglich. Ich sage ihm noch, dass er am nächsten Tag dem psychiatrischen Konsiliararzt vorgestellt wird. Noch im Vorraum höre ich seine wüsten Beschimpfungen, während einer der Vollzugsbeamten die schwere Eisentür wieder verschließt.

Zurück in der Arztgeschäftsstelle, bestelle ich den arabischen Gefangenen ein, der sich so merkwürdig verhalten haben soll.

Er spricht gut Deutsch und schildert mir ausführlich die Hintergründe für seine Inhaftierung. Freunde hätten ihn beschuldigt und gegen ihn ausgesagt. Er sei wirklich unschuldig. Deshalb sei er so wütend; die würden sich noch wundern, wenn er entlassen würde. Warum, erklärt er nicht weiter. Er verneint aber ausdrücklich jegliche Selbstmordgedanken.

»Warum sollte ich mich denn umbringen?«

Das ist es, worauf es mir im Moment ankommt. Das Problem mit den Rachedrohungen kann später geklärt werden. Er fährt aber fort mit seiner Schimpfkanonade auf die Freunde, die ihn verraten hätten. Offenbar ist er völlig von Rachegedanken beherrscht. Da ich weiß, dass Wut auf andere in Verbindung mit Kränkungserlebnissen eventuell in Autoaggressivität umschlagen, sich also plötzlich gegen sich selbst richten kann, lasse ich mir von ihm einen Akteneintrag unterschreiben: »Ich erkläre, dass

ich keinerlei Selbstbeschädigungs- oder Selbstmordgedanken habe.«
Er unterschreibt mit einem verächtlichen Schnauben.
Ich vereinbare ein weiteres Gespräch für den nächsten Tag. Ich bin mir noch nicht sicher, ob ich ihm wirklich trauen kann, denn Ausgangspunkt der jetzigen Untersuchung war der Verdacht der Selbstgefährdung.
So ist mir wieder nicht ganz wohl, als ich den Gefangenen gehen lasse. Wieder liegt jetzt die Verantwortung allein bei mir. Nicht nur ethisch! Sollte der Inhaftierte doch einen Suizid begehen und würde dann ein offizielles Ermittlungsverfahren gegen mich eröffnet werden, würde mich von der Verantwortung auch nicht der Akteneintrag entbinden. Die Rechtsprechung ist hier unerbittlich. Philosophische Erwägungen, ob es sinnvoll ist, die Verantwortung für das Leben eines Menschen völlig einem anderen Menschen, einschließlich strafrechtlicher Konsequenzen, zu unterstellen, haben hier keinen Platz.
In der Realität des Strafvollzugs wirken sich diese Gegebenheiten besonders krass aus und führen dazu, dass der Arzt die Verantwortung für Leben und Gesundheit Inhaftierter trägt, auch wenn er auf den Alltag im Vollzug und dortige Entscheidungen keinerlei Einfluss hat. Dabei ist gerade dieser Alltag mit seinen belastenden Umständen in vielen Fällen die Ursache seelischer Ausnahmezustände.
»Wir sind hier nur Alibi«, sagte ein Kollege einmal zu mir. Dieser Druck, bei einer Fehleinschätzung im Fall von Suizidgefährdung allein verantwortlich zu sein, sich nicht nur den ethischen Ansprüchen an sich selbst stellen zu müssen, sondern auch einem Ermittlungsverfahren ausgeliefert zu sein, macht den Alltag schwer und zieht oft harte Gewissensentscheidungen nach sich: Darf man sich im Zweifelsfall auf die Beteuerungen des Patienten verlassen, oder soll man jeden Inhaftierten, der mit Selbstmord

oder mit Selbstverstümmelung droht, in den Keller einsperren lassen?
So lange, bis eine der raren psychiatrischen Vorstellungen möglich ist, die uns Allgemeinmedizinern dann glücklicherweise die formale Verantwortung abnimmt?
Die Fragen stellen sich immer wieder.
Und jeder muss seine eigenen Antworten finden – jedes Mal aufs Neue. Jetzt, draußen, geht es mir ebenso.
In diesem Zusammenhang erinnere ich mich an eine für mich besonders schwere Entscheidung. Ich hatte an einem Wochenende Dienst, als ein Inhaftierter aus einem öffentlichen Krankenhaus zu mir nach Tegel verlegt wurde. Am Abend zuvor hatte er während eines genehmigten Ausgangs versucht, sich mit Tabletten das Leben zu nehmen. Vorausgegangen war ein schlimmer Streit mit seiner Freundin. Sie drohte, ihn zu verlassen. Er hätte zu diesem Zeitpunkt seinen Rückweg nach Tegel antreten müssen, sein Ausgang war abends um 20 Uhr zu Ende.
Aber er fuhr nicht nach Tegel, die Situation erschien ihm unerträglich und er schluckte eine Überdosis Beruhigungstabletten. Die Freundin ließ ihn mit der Feuerwehr ins Krankenhaus bringen, wo er behandelt wurde. Das Krankenhaus informierte die JVA, dass er zunächst zur Beobachtung dort bleiben müsse. Bewachung wurde organisiert. Am nächsten Tag konnte er entlassen und nach Tegel zurückverlegt werden.
Nun gibt es eine generelle Anordnung, dass in derartigen Fällen der Inhaftierte zur ständigen Beobachtung bis zur nächstmöglichen psychiatrischen Vorstellung in den besonders gesicherten Haftraum verlegt wird. Bevor ich den Patienten zum Gespräch holen konnte, rief mich der katholische Gefängnisseelsorger an, der dafür bekannt war, dass er sich immer sehr für »seine« Gefangenen einsetzte. Er bat mich inständig, den Patienten doch auf seine Zelle zurückzulassen. Er habe schon mit ihm gespro-

chen und er sei sicher, dass dieser keine Selbstmordgedanken mehr habe. Ich schätzte den Pater sehr, war mir aber bewusst, dass die medizinische Verantwortung auch in diesem Fall allein bei mir lag.

Ich sprach dann selbst mit dem Patienten und entschied mich, ihn in seiner Zelle zu lassen – in der Hoffnung, ihn durch das entgegengebrachte Vertrauen an sein Versprechen zu binden, sich nichts anzutun. Natürlich trugen auch die Aussagen des Seelsorgers zu meiner Entscheidung bei. Letztlich war es aber eine für mich besonders wichtige Entscheidung in meinem immerwährenden inneren Konflikt zwischen der Menschlichkeit, unter Inkaufnahme von Risiken auf der einen Seite und dem Rückzug auf eine formalistische Sicherheit auf der anderen Seite.

Zwar war ich, als der Inhaftierte das Sprechzimmer verließ, überzeugt, die menschlich richtige Entscheidung getroffen zu haben. Doch gleichzeitig blieb der leise Zweifel, ob es wirklich gut gehen würde. Vor Gericht wäre es nicht möglich, mit Humanitätsideen und Gefühlen zu argumentieren, zumal es für einen Fall wie diesen eben die eindeutige formale Regelung gibt.

Zum Glück hielt sich der Patient an sein Versprechen.

Am nächsten Morgen ging ich vor der Sprechstunde in meinem Haus wieder in die andere Arztgeschäftsstelle, in der ich Vertretung mache. Wie verabredet, erscheint der arabische Patient vom Vortag zum Gespräch. Er ist guter Dinge. Er bringt ein Buch mit und legt es vor mir auf den Tisch.

»›Der Krieger des Lichts‹, kennen Sie das Buch?«

»Von Paulo Coelho? Ja, das kenne ich.«

Im selben Moment frage ich mich, was das Buch mit unserem Gespräch zu tun haben könnte. Eigentlich bin ich erfreut, das Buch hier zu sehen – vielleicht verknüpft sich das »Licht« im Titel mit der Hoffnung in mir, dass doch dann und wann etwas Licht in das Dunkel des Knastalltags dringen möge.

»Sie müssen unbedingt diese Seite lesen, dann werden Sie mich richtig verstehen!«

Er schlägt das Buch an der mit einem Lesezeichen markierten Stelle auf. Ich lese die aufgeschlagene Seite, während der Mann sich erneut über die strafrechtlichen Verwicklungen beklagt, die zu seiner Inhaftierung geführt hatten. Er fühlt sich offensichtlich von dem Text des Buches in seinem Kampf bestätigt. Im Gespräch werde ich nachdenklich. Zwar erscheint mir der Patient in keiner Weise suizidal – und das war ja die Ausgangsfrage am Vortag –, aber ich bleibe mit dem Gefühl zurück, dass Coelho von ihm doch etwas einseitig im Sinne seiner persönlichen Interessenlage interpretiert wurde. Da ich den Inhalt des Buches selbst schätze, wundere ich mich, wie Gedanken, die für mich geistige Wahrheiten ausdrücken, durchaus auch nach anderen, egoistischen Normen und für andere Zwecke uminterpretiert werden können.

Nach dem kurzen Ausflug in die Welt Coelhos hatte ich in die reale Welt zurückgefunden.

Am Anfang hatte ich Glück

Meine Wünsche nach mehr Licht im grauen Knastalltag oder der Rückgriff auf geistige Wahrheiten, die mir wichtig sind, lassen mich eben nicht vergessen, welche Kraft es mich immer wieder gekostet hat, meine Identität zu bewahren und als Ärztin im Vollzugsverwaltungsdschungel zu »überleben«. Die Arbeitsatmosphäre ist bestimmt durch die Trennung zwischen »denen ohne und denen mit Schlüssel«, die das im Knast ohnehin schwer aufzubauende Vertrauensverhältnis zwischen Patienten und Ärzten noch weiter kompliziert.

Wenn ich an die ersten Monate im Knast zurückdenke, bin ich dankbar für das Glück, in den Sprechstunden mehrere ältere, erfahrene Krankenpfleger zur Seite gehabt zu haben. Sie halfen mir, zumindest nicht in alle Fallen zu tappen, die für den als Anfänger im Justizvollzug tätigen Arzt bereitstehen.

Ein von mir medizinisch zu versorgendes Haus beherbergte unter anderen etliche drogenabhängige Patienten, die natürlich bei fehlendem Nachschub – sei es aufgrund von reduziertem Angebot, sei es durch Geldmangel – unter Entzugserscheinungen litten. In den Sprechstunden gab es deshalb viele dramatische Szenen.

»Ich bin voll auf Turkey«, hieß es dann.

»Sie müssen mir unbedingt etwas verschreiben – geben Sie mir wenigstens drei oder vier ›Dias‹ oder *Codein* für ein paar Tage, dann komm' ich schon hin.«

»Sie können etwas gegen Durchfall und Erbrechen haben«, biete ich dann meistens als erstes an.

»Nee, dit brauch' ick nich'!«
So schnell gibt ein »Junkie« aber nicht auf. »Wenigstens für zwei Tage 'ne Zehner«, das hieß im Klartext 10 mg *Diazepam*.
Sie versuchen zu verhandeln.
Ich versuche, mich nicht so leicht erweichen zu lassen.
Es würde sich sonst blitzartig herumsprechen und allzu schnell stünden die nächsten Patienten mit dem dringenden Bedürfnis nach einer *Diazepam* vor der Tür. Oft wird auch der Wunsch nach *Codein* geäußert – eigentlich ein Mittel gegen Hustenreiz, aber in höherer Dosis auch gut als Drogenersatz zu gebrauchen. Bei der Verordnung dieser Medikamente muss man sich auch der Tatsache bewusst sein, dass sie gängiges Zahlungsmittel im oft bargeldlosen internen Schwarzhandel sind. Ein Inhaftierter, der durch Drogenkonsum Schulden gemacht hat und von Geldeintreibern massiv bedroht wird, gibt sich alle Mühe, die begehrten Medikamente verordnet zu bekommen. Für die gewünschten Tabletten gibt es regelrechte Tarife. So war zu einem bestimmten Zeitpunkt eine *Diazepam*-Tablette etwa fünf Euro wert.
Jeder im Vollzug unerfahrene Arzt wird erst einmal getestet, ob und bei welchen Klagen er eventuell *Diazepam* verschreibt. Die Verordnungen haben dann einen Sogeffekt. Die Zahl der Patienten, die an unerträglicher innerer Unruhe und Schlafstörungen leiden, nimmt schlagartig zu.
Oft werden auch dramatische und mitleidserregende Geschichten aus dem Privatleben berichtet: Die Mutter oder Ehefrau sei schwer verunglückt, liege nun auf der Intensivstation, das Kind sei schwer krank, der Vater gerade an Krebs gestorben und vieles mehr. Die Häufung derartiger tragischer Ereignisse im Leben einzelner Gefangener, die immer wieder von solch schweren Schicksalsschlägen getroffen werden, wundert dann doch. In Zweifelsfällen habe ich mich mit dem zuständigen Gruppenleiter

in Verbindung gesetzt und ihn gebeten zu überprüfen, ob der Betroffene wirklich in so einer verzweifelten Situation ist und dringend Hilfe benötigt.

Unabhängig von den genannten Medikamenten geht es auch oft um allgemein begehrte Dinge wie Hautpflegemittel, Vitaminpräparate oder Zwieback. Klagen über unerträglichen Juckreiz nach dem Duschen und angeblich zu trockene Haut sind häufig und oft schwer objektivierbar. Oft heißt es: »Ich vertrage das Wasser hier nicht. So was hatte ich zu Hause nie.« Es geht schlicht und einfach um eine spezielle Duschseife oder eine begehrte Hautpflegelotion.

Gelegentlich sehen wir, dass ein Gefangener beim Verlassen des Sprechzimmers seinen draußen wartenden Mitgefangenen stolz präsentiert, was er erhalten hat. Sicher frage ich mich dann, ob die Verordnungen wirklich gerechtfertigt waren oder ob ich mich wieder zu schnell erweichen ließ. Die Kommentare der Krankenpfleger machen die Selbsteinschätzung manchmal nicht leichter. »Na, da haben Sie sich ja mal wieder weichklopfen lassen!« Dies ist die sachliche Variante. Die bitter-ironische lautet: »Sie sind zu gut für diese Welt, Frau Doktor!«

Inzwischen ist so einiges, wie z. B. teurere Hautpflegemittel, aufgrund der auch vor den Mauern des Vollzugs nicht Halt machenden Sparzwänge abgeschafft worden, so dass die Inhaftierten sich diese Dinge im Einkauf bestellen müssen. Dort haben sie die Möglichkeit, einmal im Monat über eine Firma, die für die Lieferungen an das Gefängnis zugelassen ist, Nahrungsmittel, Tabak und auch Kosmetikartikel zu bestellen. Die Waren werden dann kontrolliert ausgegeben.

Ich glaube, es ist für niemanden leicht, in diesem Spannungsfeld von Druck und Aggression von Seiten der Inhaftierten und dem Gefühl, von einigen Patienten belogen und benutzt zu werden, immer einen klaren Standpunkt zu vertreten. Mir erschien es von Anfang an hilfreich, bei bestimmten Fragestellungen für mich selbst klare Kriterien zu haben, nach denen ich entscheide und die ich immer wieder auch nach außen vertreten kann.

Schwachstellen eines Arztes sind im Justizvollzug besonders schnell ausgelotet. Manchmal dachte ich in der Anfangszeit, dass die Tätigkeit mich lehren soll, klar nein zu sagen, mich nicht beeindrucken zu lassen von Beleidigungen und erpresserischen Drohungen.

Und die können ziemlich massiv ausfallen.

Dazu gehören auch die bereits erwähnten Vergleiche mit einem KZ. Mitarbeiter werden mit Nazis gleichgesetzt. Und ein beim Verlassen des Sprechzimmers voller Hass herausgebrüllter Satz wie »Na, wenn ich Sie mal draußen erwischen sollte ...« ist zwar keinem Kollegen fremd, aber hinterlässt über alle Zeiten immer wieder ein ungutes Gefühl.

Der aggressive Umgangston vieler Inhaftierter ist eine Dauerbelastung für viele im Justizvollzug Tätige. Er ist oft Thema in Gesprächen mit Krankenschwestern und Krankenpflegern. Es sind nicht einzelne Bemerkungen, sondern es ist die Härte im Umgang, die einen fertigmachen kann, obwohl man sie oft schon nicht mehr wahrnimmt.

Dabei muss das Krankenpflegepersonal oft an »vorderster Front« noch mehr ertragen als wir Ärzte.

Mit dem Arzt, den man ja nicht wechseln kann, riskiert man offensichtlich nicht so schnell ein Zerwürfnis.

Man könnte ja irgendwann auf ihn angewiesen sein.

Die Reaktionen der einzelnen Mitarbeiter sind unterschiedlich und schwanken zwischen Resignation und dem Versuch, die Inhaftierten »erziehen« zu wollen.

Zum Beispiel so: »Nehmen Sie gefälligst die Mütze ab, wenn Sie hier reinkommen!«

Oder auch so: »Woll'n Sie verreisen? Haben Sie schon gepackt? Nehmen Sie mal die Hände aus den Taschen! Wir sind hier nämlich nicht das Reisebüro!«

Eine Krankenschwester erzählte mir, wie oft sie an der Tür bei der Medikamentenausgabe, wo sich Patienten mit Dauerverordnungen und Akutkranke melden, nur fordernd höre: »Ich will …!«. Sie mache dann auf das fehlende »Bitte« aufmerksam. Das werde aber oft gar nicht verstanden.

Unangenehm bleibt auch der Gang über die Höfe oder durch die Häuser der alten, in der Mitte offenen, sternförmig angeordneten Gebäude mit den Gängen an den Seiten und den Netzen in der Mitte. Das ist immer ein Spießrutenlauf. Eine Kollegin sagte, sie fühle sich oft wie in einer römischen Kampfarena. Leider gelingt es auch nicht immer, dreiste und beleidigende Bemerkungen zu überhören.

Aber es gibt natürlich auch höfliche und freundliche Inhaftierte. Das registriert man in dem aggressiven Umfeld als besonders angenehm, weil Normalität hier fast zur Ausnahme wird.

Dass manch langjährig Inhaftierter lernfähig sein will und dann in kuriose Situationen geraten kann, zeigt mir ein Patient, den ich schon über zehn Jahre betreue. Er hatte nach Jahren die Möglichkeit zu psychologischen Gesprächen erhalten, in denen es um seine impulsive und aufbrausende Art ging. Er kam danach in meine Sprechstunde und erzählte, er lerne jetzt, nicht mehr beim kleinsten Anlass aus der Haut zu fahren, auch wenn er von seinem Gegenüber sehr genervt sei. Dazu habe ihm die Psychologin einen klugen Satz mit auf den Weg gegeben: »Ich danke Ihnen, dass Sie mich in Geduld geübt haben.«

Dieser Satz begeistert ihn, und er wendet ihn nun bei jeder Gelegenheit an.

Einige Tage später erscheint er wieder und berichtet, dass wohl nicht jeder diesen Satz richtig verstehe. Ich sehe ihn erstaunt an.

»Ick hab' da neulich uf'm Hof jearbeitet – na, da is mir ja wat passiert! Da kam jerade der Herr Teilanstaltsleiter vorbei, der fand dit wohl nich' janz richtig, wat ick da mache. Ick hab' nur jelacht und jesacht, det ick schon weeß, wat ick mache, schließlich bin ick ja schon een paar Jährchen dabei. Der fand dit jar nich' komisch, rechte sich plötzlich über meenen Ton uff. Dabei hab' ick doch nur normal jeredet. Früher hätte ick noch sauer reajiert. Da is mir aber der dolle Satz injefallen, und ick hab' zu ihn jesacht: ›Ick bleibe janz ruhig, und ick danke Ihnen, dass Sie mich in Jeduld jeübt haben‹. Dit fand der aber jar nich' jut. Der dachte, ick will mir über ihn lustich machen, und drohte gleich mit Strafe. Versteh'n Sie dit? Da jibt man sich die jrößte Mühe, hier wat zu lernen, und dit is dann ooch nich' richtich!«

Er versteht die Welt nicht mehr. Er hat den Satz mit Mühe erlernt und in dem guten Glauben, dass er mit einem tollen Ratschlag von professioneller psychologischer Seite immer richtig liegen müsse.

Und nun eckt er sogar mit dieser Zauberformel an.

»Gesundheitsgaranten« versus »Vollzug«

Die übliche Sprechstunde.
Dann plötzlich ein Anruf.
Notfall auf Station 8.
Herr D., der in letzter Zeit schon mehrfach sehr aggressiv und manchmal verzweifelt in der Sprechstunde erschienen war, droht, sich umzubringen. Hintergrund ist ein mir unbekanntes Problem mit dem Vollzug. Ich glaube aber, er wollte seine Kinder sehen. Eine Lösung des Problems in seinem Sinne war wohl nicht in Sicht. Der Krankenpfleger greift sich den Notfallkoffer und wir rennen los.
Der Fahrstuhl steht schon mit offener Türe bereit.
Wir fahren nach oben.
Unterwegs erreicht uns die Information, D. habe eine Rasierklinge, mit der er sich auch schon verletzt habe. Vor seiner Zelle erwarten uns bereits mehrere Vollzugsbeamte. Ich schaue durch die offene Tür.
Drinnen sitzt der Häftling auf einem Stuhl und hält sich eine Rasierklinge an den Hals. Direkt über der Schlagader. Er droht, sich sofort in den Hals zu schneiden, sollte ein Beamter die Zelle betreten. An seinen Armen sehe ich schon mehrere blutende lange Schnittwunden, es scheint ihm ernst zu sein. Er ist blass und zittert.
Ich gehe zur Tür, spreche ihn an.
»Herr D., machen Sie doch keinen Mist, lassen Sie uns erst einmal reden. Legen Sie bitte die Rasierklinge weg. Wir können dann ja zusammen runtergehen in die Arztgeschäftsstelle.«

»Lassen Sie, Frau Doktor, bleiben Sie da stehen. Hat doch alles keinen Zweck. Und wenn jemand näher kommt, schneide ich sofort, ich will nicht mehr weiter verarscht werden!«
Er hält die Rasierklinge immer noch an den Hals.
Die Anspannung steigt bei allen spürbar.
Einige Minuten vergehen. Es herrscht allgemeine Ratlosigkeit.
Ich lege mir eine Infusion für den Notfall zurecht. Verschiedene Bilder gehen mir durch den Kopf. Ich überlege, wie ich zu reagieren habe. Mir fällt ein anderer Gefangener ein, der es »geschafft« hat und nicht überlebte. Große Chancen für ein Überleben bestehen auch für D. nicht, wenn er jetzt schneidet und seine Halsschlagader tatsächlich trifft.
Mir scheint, keiner weiß so richtig, was zu tun ist.
Einzelne Vollzugsbeamte flüstern miteinander.
Dann plötzlich Lärm, ein rasches Handgemenge.
D. wird aus der Zelle geführt.
An mir vorbei, er ignoriert mich.
Er versucht nicht einmal, sich zu wehren. Vielleicht ist er auch froh über den Ausgang seines Manövers, wusste nur selbst keinen Ausweg mehr aus der zugespitzten Lage.
Die Beamten hatten blitzschnell gehandelt. Einer hatte auf ein Zeichen ein Regal nahe der Eingangstür umgestoßen, mehrere andere stürzten sich dann auf den Patienten. Und der hatte, durch den plötzlichen Krach erschreckt und abgelenkt, keine Zeit mehr, seine Drohung wahr zu machen.
Man bringt ihn zur Arztgeschäftsstelle. Die Anspannung ist von uns allen abgefallen. Er scheint sich in sein Schicksal zu ergeben. Ich kann in aller Ruhe seine vier blutenden Schnittwunden, jede etwa zehn bis 15 Zentimeter lang, an den Unterarmen zunähen und bin heilfroh, dass mir die schwere Notfallsituation erspart geblieben ist.
Derartige Selbstverletzungen gibt es immer wieder. Ich denke mit

Dankbarkeit an das umsichtige, dann aber auch blitzschnelle und gut koordinierte Handeln der Vollzugsbeamten. In solchen Fällen stehen sie in vorderster Reihe, müssen eingreifen, auch wenn eine nicht geringe Gefahr besteht, selbst verletzt zu werden – was manchmal auch geschieht. Dem Gefangenen ist in einer solchen Situation in der Regel alles egal. Mancher redet dann auch davon, noch jemanden mitnehmen zu wollen in den Tod.

Diese latente Angst, dass man von einem Moment zum anderen, vollkommen unvorhersehbar, in einer bedrohlichen Situation stecken kann, prägt die Arbeit im Justizvollzug und ist ein erheblicher Teil der Belastung.

Nachdem D. versorgt ist, geht die Arztsprechstunde erst richtig los, ein paar Inhaftierte haben sich schon im Warteraum versammelt. Es folgen einige Krankschreibungen wegen Rückenschmerzen und Magenbeschwerden, hier und da Schlafstörungen und Kopfschmerzen.

Ich habe das Gefühl, nach dem Notfall läuft es jetzt entspannter als sonst, die besonders schwierigen Patienten haben wohl nicht den Weg zur Sprechstunde gefunden, schlafen vielleicht noch. Es kann aber auch etwas anderes bedeuten: Böse Zungen – oder wirkliche Kenner – behaupten, dass es besonders ruhig ist in der Anstalt, wenn das Angebot an Drogen groß ist.

Nebenan höre ich das Telefon klingeln, eine Krankenschwester nimmt ab. Ich höre schon an ihrer lauter und hektischer werdenden Stimme, dass wieder etwas passiert sein muss. Mit einem kurzen »Okay, wir kommen sofort hoch!«, beendet sie das Gespräch und kommt zu mir.

»Frau Doktor, wir müssen sofort auf Station!«

Der Patient, der gerade vor mir sitzt, wird hinausgeschickt.

Wir schnappen uns wieder den Notfallkoffer und rennen sofort nach oben.

Ein Patient hat einen epileptischen Anfall. Nach der Akutversorgung an Ort und Stelle kann er in die Arztgeschäftsstelle gebracht werden. Zum Glück hat er sich nicht verletzt, hat sich auch nicht auf die Zunge gebissen, eine Komplikation bei epileptischen Anfällen. Er ist schon wieder voll ansprechbar und bei klarem Bewusstsein. Ich kenne ihn schon, weiß, dass er seit seiner Kindheit ein Anfallsleiden hat, aber auch selbst, bewusst und gezielt, durch forcierte Atmung Anfälle auslösen kann. Er setzt diese Fähigkeit besonders gern in Situationen ein, in denen er sich in die Enge getrieben fühlt.

Heute hatte er ein Gespräch mit der Teilanstaltsleitung, das für ihn nicht nach Wunsch verlaufen ist – trotz seiner Drohung mit Rechtsanwälten. Ihm blieb wohl nichts anderes übrig, als mit einem Anfall zu reagieren. Der verbalen Auseinandersetzung über das Problem sah er sich anscheinend nicht gewachsen.

Mir ist klar, dass sich die Vollzugsinstanzen nicht unter Druck setzen lassen dürfen, vor allem nicht durch erpresserisches Agieren. Andererseits finde ich es persönlich bedauerlich und schlimm, dass die Konsequenzen, wenn Gefangene »ausrasten«, oft von uns Medizinern getragen werden müssen.

Nicht selten kommt es zu Selbstbeschädigungen bis hin zu Suizidversuchen, weil die Situation im Vollzug dem Inhaftierten unerträglich erscheint. Oder weil eine Vollzugsplankonferenz, von der sich ein Inhaftierter Erleichterungen und Vollzugslockerungen, wie z. B. Ausgänge erhoffte, wieder einmal um zwei Monate verschoben wurde. Selbst Hungerstreiks werden von den Insassen oft als Reaktion auf solche Entscheidungen angekündigt, allerdings zum Glück nicht immer lange durchgehalten.

Wir als Ärzte müssen für die Gesundheit der Häftlinge garantieren, deshalb bedeutet die Ankündigung eines Hungerstreiks für den Grauen Dienst zunächst kein Problem im Vollzug. Die Arztgeschäftsstelle erhält eine Meldung und ist von nun an für die medizinische Überwachung zuständig.

Bei den medizinischen Untersuchungen beschweren sich die Gefangenen natürlich über all die – tatsächlichen oder vermeintlichen – Ungerechtigkeiten, die sie in den Hungerstreik treten ließen. Meist verstehen sie nicht, dass wir Ärzte in solchen Angelegenheiten die falschen Adressaten sind und in der Sache nichts tun können. Es ist auch nutzlos, ihnen klar machen zu wollen, dass sie auf diese Weise nichts erreichen werden. Die Instanzen des Vollzugs reagieren auf das Hungern nur mit der Information an die Arztgeschäftsstellen. Die Sorge für die Gesundheit liegt nun einmal beim Weißen Dienst.

Also machen wir schon zuständigkeitshalber regelmäßig Gewichts- und Kreislaufkontrollen bei den Streikenden und, wenn nötig, zusätzliche Laboruntersuchungen, falls diese vom Patienten nicht abgelehnt werden. Zuweilen stellt sich zu unserem Erstaunen heraus, dass ein Patient beim Hungerstreik nicht ab-, sondern zunimmt. Damit verliert die Situation schlagartig ihre Bedrohlichkeit. Dann besteht die ganze Aktion nämlich »nur« aus der Ablehnung der Anstaltskost. Der angeblich Hungerstreikende versorgt sich aus eigenen Einkaufsreserven und mit stiller Hilfe ihm vertrauter Mitgefangener.

Komplizierter wird die Lage sofort, wenn vom Inhaftierten zusätzlich Durststreik angekündigt wird. Flüssigkeitsentzug kann ein Mensch nur kurze Zeit verkraften. Doch Selbstschutzmechanismen des Körpers bewirken, dass Durst kaum auszuhalten ist. Und der Zugang zu einer Wasserquelle garantiert fast immer, dass der Durststreik nicht durchgehalten werden kann.

Jedoch gibt es in seltenen Fällen Inhaftierte, die sich ganz offenbar in so extremen psychischen Ausnahmezuständen befinden, dass auch starke Instinkte und jeglicher Überlebenswille unterdrückt werden. Das bedeutet, dass wir als Ärzte die Androhung

von Durststreik überaus ernst nehmen müssen. Der Patient wird dann sehr »engmaschig« überwacht. Stellen wir bei den ständigen Kreislauf- und Laborkontrollen eine Verschlechterung des Allgemeinzustands fest, verlegen wir ihn ins Krankenhaus.
In diesem Falle dürfen wir dies auch gegen seinen Willen tun, weil Lebensgefahr besteht und wir nach der Vollzugsordnung seine Lebensgaranten sind.

Heute Nachmittag ist noch Zeit für eine Tasse Tee mit einem befreundeten Kollegen. Es hilft mir sehr, mit Kollegen über aktuelle Probleme zu sprechen, um Ärger und Hilflosigkeit, Gefühle, die belasten, zu teilen. Diese erwachsen ja nicht nur aus dem gelegentlich problematischen Arzt-Patienten-Verhältnis. Sie sind auch systemimmanent durch die Zwänge im Justizvollzug. Diese Zwänge stellen die Autonomie ärztlichen Handelns zwar nicht völlig in Frage, aber sie produzieren Widerstände, die das Tun von uns Ärzten häufig erschweren. Diese Gespräche unter Kollegen ersetzen keine professionelle Supervision. Die wäre nur in Gruppengesprächen mit einem geschulten Gruppenleiter zu leisten. Ich wünschte sie mir für alle im Justizvollzug tätigen Mitarbeiter. Es gibt sie nicht – wie schon gesagt. So sind die Kollegengespräche wenigstens eine minimale, aber wichtige Möglichkeit des Austauschs. Im Hinblick auf konkrete Probleme. Bei der Suche nach Anregungen für Problemlösungen. Und für's Frustablassen.
Auch besteht unter uns »Lebensgaranten« nicht immer Einigkeit. Wir diskutieren heftig, wenn es beispielsweise um die Gewährung bestimmter Vergünstigungen geht. Aber das Gespräch, die kollegiale Diskussion, sie bieten auch die Möglichkeit, den eigenen Standpunkt klarer zu sehen, zu definieren und einem kritischen Blick auszusetzen.
Ein Beispiel für ein viel diskutiertes Thema ist die »Verordnung« von Ventilatoren im Sommer. Einige Inhaftierte stellen einen

Antrag auf einen Ventilator. Das Einbringen von Medikamenten und Gegenständen unterliegt aber strengen Sicherheitsvorschriften und wird durch die Vollzugsdienstleiter der einzelnen Häuser überwacht. Manche Geräte könnten leicht als Drogenversteck dienen, auch wenn sie sich bereits innerhalb der Mauern befinden. Das heißt, die Zellenkontrollen würden erschwert, wären zumindest komplizierter, denn nicht jedes technische Gerät ist leicht zu zerlegen. Ein schlagkräftiges Argument des Vollzugs. Doch ich habe auch Argumente.
Rechtfertigen sie, die Zellenkontrollen schwieriger zu machen? Ich versorge auch ein sogenanntes »Langstraferhaus« mit zusätzlich untergebrachten »SVern«. Die so Abgekürzten sind gefährliche Inhaftierte, die nach Ablauf ihrer Haftzeit unmittelbar in Sicherungsverwahrung genommen werden. Meine Patienten sind häufig älter, zwischen 50 und 80 Jahre alt.
In diesem Langstraferhaus betreue ich auch einige an schweren, chronischen Erkrankungen leidende Patienten. Meist handelt es sich um Herz- und Lungenerkrankungen, häufig sind es auch Stoffwechselerkrankungen wie Diabetes.
Das Haus ist ein Neubau mit sechs Stockwerken.
Im Sommer ist es stark der Sonne ausgesetzt.
In den oberen Stockwerken wird dann die Hitze unerträglich. Sobald die Inhaftierten in den Zellen eingeschlossen sind, ist kein lüftender Durchzug mehr möglich, so dass ich bei entsprechender Vorerkrankung für einige Häftlinge die »Genehmigung zur Einbringung von Ventilatoren« aus gesundheitlicher Sicht für erforderlich halte. Kollegen aus anderen Häusern, in denen der Altersdurchschnitt der Inhaftierten viel niedriger ist, lehnen die Verordnung von Ventilatoren grundsätzlich ab. Alte Gemäuer heizen sich auch weniger schnell auf.
Heute kam ein Antrag von einem 33-jährigen Patienten, der in der Bäckerei arbeitet. Er könne bei der Hitze nicht mehr richtig

schlafen, müsse aber wegen seiner Arbeit schon um 5 Uhr aufstehen. Er möchte auch einen Ventilator haben.
Ich bin innerlich im Konflikt. Ich verstehe sein Problem, denke auch daran, dass er immer zuverlässig seine Arbeit erledigt. Ich würde ihm gern einen Ventilator zukommen lassen.
Aber bisher habe ich unter diese Anträge nur »medizinisch dringend erforderlich« geschrieben, wenn nachweislich schwere Erkrankungen des Herzens oder der Lunge vorlagen. Doch der neue Antragsteller ist, zum Glück für ihn, gesund. Daher kann ich aus meiner Sicht höchstens »medizinisch zu befürworten« schreiben. Wenn ich seinem Antrag folgte, müsste ich auch allen anderen Häftlingen im Langstraferhaus dieselbe Notwendigkeit bescheinigen, unabhängig vom Gesundheitszustand nämlich.
In der internen Handhabung hat sich im Laufe der Zeit eine spezielle Terminologie herauskristallisiert. »Befürworten« und »Empfehlen« wird von Seiten des Vollzugs als »kann, muss aber nicht« interpretiert. Der Antrag kann dann abgelehnt werden. Wenn ich der Überzeugung bin, dass der Antrag gerechtfertigt ist und ihm unbedingt stattgegeben werden sollte, muss ich »medizinisch erforderlich« vermerken. Das bedeutet, eventuelle negative gesundheitliche Folgen in die Verantwortung des Vollzugs zu legen, wenn er den Antrag ablehnt. Auch hier muss ich natürlich grundsätzlich eine Abwägung zwischen meiner medizinischen Fürsorgepflicht und den Interessen des Vollzugs vornehmen.
Die Festlegung und Einhaltung einer eindeutigen Terminologie kann auch noch später wichtig werden. Nicht selten sind derartige Antragsformulierungen der Ärzte und die darauf folgenden Ablehnungsbescheide des Vollzugs die Grundlage für eine Beschwerde oder Anzeige seitens des Patienten, die oft über einen Rechtsanwalt vorgetragen wird. Dann muss im Zweifel ein Gericht entscheiden, ob jemand einen Ventilator bekommt oder einen besonders gepolsterten Stuhl wegen seiner Rückenbeschwerden.

Solche Anlässe können zu monatelangen juristischen Auseinandersetzungen führen.
Im Gespräch mit meinem Kollegen geht es heute auch noch um eine ärztliche Stellungnahme zur Durchführung der Urinkontrollen auf Drogen. Es geht um die Kontrollen, die der Strafvollzug braucht, um Entscheidungen treffen zu können. Die Befürwortung von Ausgängen sowie die Verlegung in ein offiziell drogenfreies Haus werden z. B. davon abhängig gemacht, dass der Gefangene keine Drogen nimmt. Ein Problem liegt darin, dass der Vollzug wünscht, dass Krankenpfleger die Urinabnahme vornehmen, die »unter Sicht« erfolgen muss. Dies wird zwar »in Amtshilfe« häufig so vollzogen. Es ist jedoch nicht unproblematisch, da sich hier zwei Interessen vermischen.
Durch den routinemäßigen Einsatz von Krankenpflegern bei angeordneten Kontrollen sind für die Inhaftierten manchmal die medizinischen Erfordernisse von den Erfordernissen des Vollzugs schwer zu trennen. So kommt es vor, dass Patienten sich fürchten, eine Urinuntersuchung durchführen zu lassen, die wegen »Brennen beim Wasserlassen« dringend angezeigt ist. Sie vermuten, dass die aus medizinischen Gründen erforderliche und ärztlich verordnete Urinuntersuchung heimlich zum Drogentest missbraucht werden könnte. Es nutzt wenig, ihnen zu versichern, dass dies natürlich nie der Fall ist.
Wenn Patienten sich aber aus dieser Angst heraus verweigern, können Erkrankungen übersehen werden.
Daher müssen wir Ärzte gegenüber dem Vollzug immer wieder deutlich machen, dass hier die Interessen kollidieren, dass die gewünschte »Amtshilfe« das medizinisch erforderliche Vertrauensverhältnis zum Patienten erschwert und daher keine Verpflichtung sein darf.
Mein Kollege und ich besprechen das Problem und formulieren die Antwort gemeinsam. Das ist bei schwierigen Stellungnahmen

immer hilfreich und gibt das Gefühl, nicht allein zu sein, nicht allein eine Antwort finden zu müssen, gerade wenn es sich um Anfragen durch Juristen handelt. Denn eine juristische Vorbildung hat kaum einer von uns Medizinern. Doch im Alltag sind wir oft mit juristischen Fragestellungen konfrontiert.

Der interne Umgang mit den verschiedenen Vollzugsinstanzen unterliegt strikten Regeln.
Und diese waren für mich zu Beginn meiner Tätigkeit als Anstaltsärztin nicht leicht zu durchschauen. Mit dem Thema »Arzt im Strafvollzug« waren wir im Studium auch nie in Berührung gekommen.
Dass ich von Anfang an alleinverantwortlich arbeitete, machte die Sache nicht leichter.
Ich wusste wenig von der Einhaltung von Dienstwegen, wenig von den verschiedenen Kürzeln bei der Aufforderung zu Stellungnahmen, kannte nicht die unterschiedlichen Bedeutungen und Definitionen von offiziellen Begriffen wie »Meldung«, »Vermerk«, »Dienstanweisung« und was es sonst noch so gab und gibt. Für mich hatten diese Dinge wenig mit der ärztlicher Tätigkeit zu tun, für die ich mich in erster Linie zuständig fühle.
Dass die mir nicht vertrauten Wege aber unbedingt zu beachten waren, hatte ich bald heraus. Ich musste mich deshalb schnell in dem Geflecht von Strukturen zurechtfinden, ohne ständig anzuecken.
Dafür war es wichtig, dass ich als Ärztin ein gewisses Verständnis für die Erfordernisse der Verwaltungstätigkeit entwickelte. Ich gestehe, dass diese Notwendigkeit meinem ärztlichen Selbstverständnis und dem Gefühl entgegenstand, nur mit rein medizinischer Arbeit etwas »wirklich Wichtiges« zu tun. In kürzester Zeit wusste ich, dass ich im Weißen Dienst nicht allein war mit diesem Problem.

Es braucht schon viel innere Distanz und Abgeklärtheit, um sich nicht ständig über den zum Teil sinnlos erscheinenden Schreibaufwand zu ärgern und akzeptieren zu können, dass jeder an seinem Platz verschiedene Aufgaben zu erfüllen hat. Dabei ist es sicher auch hilfreich, zu erkennen und zu akzeptieren, dass sich konträre Interessen oft aus schlichten Sachzwängen ergeben. Da es aber wegen dieser Sachzwänge immer wieder zu Kollisionen zwischen medizinischen und vollzuglichen Anliegen kommt, wäre es schon mehr als hilfreich, wenn das gegenseitige Verständnis stärker gefördert würde, um unnötige Konfrontationen im ohnehin aggressiv aufgeladenen Vollzugsalltag zu vermeiden.

Ein Beispiel ist die beim Vollzug häufig auf Unmut stoßende Aktion der medizinisch angeordneten »Sofortausführung« eines Inhaftierten in ein externes Krankenhaus.

Als Ärztin obliegt mir aus dem gesetzlichen Auftrag heraus die medizinische Fürsorgepflicht für die Inhaftierten. Ich muss sie bei akuter Erkrankung in manchen Fällen, die, wie es wörtlich heißt, »nicht mit den Mitteln des Vollzugs behandelbar sind«, umgehend in einem externen Krankenhaus vorstellen. Für den Grauen Dienst bedeutet dies, dass sofort üblicherweise mindestens zwei Vollzugsbeamte für die Begleitung und Überwachung zur Verfügung stehen müssen. Das kann dann auch Überstunden bedeuten, wenn es »draußen« zu längerer Wartezeit kommt oder bei stationärer Aufnahme eine längere Bewachung organisiert werden muss.

Während die Ausführung vom Krankenpflegedienst organisiert wird, kommt es schon vor, dass der Mitarbeiter sich am Telefon Unmutsäußerungen von Seiten des Vollzugs anhören muss.

»Muss das denn sein? Das ist doch sowieso ein Simulant. Der ist doch überhaupt nicht krank!«.

Aber nicht selten kommt als erstes: »Wir haben kein Personal.«

Dies ist der Moment für allgemein bewährte Antworten, die man natürlich perfekt beherrschen sollte: »Dann geben Sie uns bitte schriftlich, dass Sie die Ausführung aus personellen Gründen nicht durchführen können, und dass sie deshalb ausfallen muss«.

Damit wäre die Verantwortung wieder beim Vollzug, der dann auch die eventuell negativen Auswirkungen auf die Gesundheit des betroffenen Gefangenen verantworten müsste. Das Verständnis für die Verantwortung des Weißen Dienstes, insbesondere für die Situation der Ärzte, die, wenn sie nicht handeln, immer eine Klage wegen unterlassener Hilfeleistung befürchten müssen, ist bei den Vollzugsmitarbeitern nicht groß. Ich glaube, viele von ihnen würden sich wünschen, dass eine ärztliche Anordnung auch mal einfach abgewiesen werden könnte.

Dabei ist die rechtliche Lage klar. Laut Gesetz hat jeder Inhaftierte das Recht auf medizinische Versorgung, die dem externen Standard entspricht. Und für die JVA besteht eine erhöhte medizinische Fürsorgepflicht. Eben ganz anders als draußen, wo ein Patient sich selbst überlassen werden kann, wenn er Untersuchungen und Behandlung ablehnt.

Während meiner früheren Tätigkeit in einem externen Krankenhaus kamen z. B. Patienten mit Verdacht auf akuten Herzinfarkt in die Erste Hilfe. Auch wenn sie aus medizinischer Sicht dringend zur Beobachtung im Krankenhaus hätten bleiben müssen, unterschrieben einige nach entsprechender Aufklärung über das Risiko, dass sie »gegen ärztlichen Rat« das Krankenhaus verlassen und nach Hause gehen würden. Damit war ich von meiner ärztlichen Verantwortung entbunden. In Haft dagegen bin ich weiter für den Patienten zuständig und verantwortlich, auch wenn er Untersuchung und Behandlung oder die Verlegung in ein Krankenhaus ablehnt.

Formaljuristisch hat ein Inhaftierter kein Aufenthaltsbestimmungsrecht, er könnte also zwangsweise in ein Krankenhaus verlegt werden.

Eine solche Zwangsverlegung wird nur in sehr seltenen Fällen und nur bei drohender Lebensgefahr durchgeführt, ist aber im Einzelfall eine sehr schwierige Entscheidung. Bei starken Herzbeschwerden oder drohendem Herzinfarkt ist zwar aus medizinischer Sicht eine Verlegung ins Krankenhaus dringend geboten, doch könnte die Anwendung von sogenanntem »unmittelbarem körperlichem Zwang«, also eine körperliche Auseinandersetzung zwischen Patient und Beamten, auch eine akute Gefahr für den Kranken darstellen. Es bestünde z. B. das Risiko eines plötzlichen Herztods. Aufgrund der Abwägung der Risiken würde in einem solchen Fall eher auf die Anwendung von Zwang verzichtet werden.

Aber der Patient muss – trotz seiner Ablehnung – weiter ständig überwacht und bei Verweigerung jeglicher körperlicher Untersuchung regelmäßig in Augenschein genommen werden, auch wenn er dabei – was nicht selten ist – das Pflegepersonal und die Ärzte beschimpft oder sogar tätlich anzugreifen versucht.

Auch EKG- und Kreislaufkontrollen müssen ihm immer wieder angeboten werden, jede Ablehnung wird in der Akte dokumentiert.

Ich frage mich dann auch, ob diese erhöhte Fürsorgepflicht den Patienten nicht entmündigt. Versetzt sie ihn doch eher in den Status eines trotzigen Kindes, das darauf vertrauen kann, dass seine Eltern es trotz seines bockigen Verhaltens schon nicht im Regen stehen lassen.

Ob diese Vorgaben und das entsprechende Vorgehen die Vorbereitung auf ein eigenverantwortliches Leben nach der Haftzeit fördern, scheint mir eher fraglich.

Hungerstreiks und andere Drohungen

In den letzten Tagen herrschte ständige Anspannung in meinem Haus, denn ein sehr schwieriger Mensch, dem eine lange Patientengeschichte vorausgeht, wurde hierher verlegt. Er scheint sich vorgenommen zu haben, den medizinischen Dienst und alle Vollzugsorgane herauszufordern.
Er befindet sich seit vielen Wochen im Hungerstreik.
Untersuchungen lehnt er ab und sobald man sich ihm nähert, stößt er wüste Drohungen aus.
Niemand weiß genau, ob er bereits dabei ist, in eine Psychose abzurutschen, oder ob manches an seinem theatralisch-aggressiven Verhalten nur gespielt ist.
Jedenfalls ist er davon überzeugt, unschuldig im Gefängnis zu sitzen. Und damit ist er nicht der Einzige.
Vor kurzem verbrachte er ein paar Wochen in der psychiatrischen Abteilung, da auch der Verdacht auf psychotisches Wahnerleben bestand. Andererseits erscheint sein Verhalten sehr zielgerichtet und bewusst, was gegen eine echte Geisteskrankheit spricht.
Als er wegen einer Verletzung am Fuß in ein öffentliches Krankenhaus ausgeführt werden musste, gab er den dortigen Krankenschwestern zu verstehen, dass er Hunger habe, worauf sie Toastbrot für ihn zurechtmachten – sein völlig abgemagerter Zustand ließ sicher auch Mitleid aufkommen. Danach verlangte er immer mehr und vertilgte unter den Augen der erstaunten Vollzugsbeamten, die ihn begleiteten, Unmengen belegter Brote, bevor er wieder zurückgefahren wurde.

In den nächsten Wochen musste er noch dreimal zur Kontrolluntersuchung in diesem Krankenhaus vorgestellt werden, und jedes Mal spielte sich dieselbe Szene ab.
Er aß und aß, doch zurück in der Haftanstalt lehnte er weiterhin alle Nahrung ab.
Als er von der psychiatrischen Abteilung in mein Haus verlegt wird, bekomme ich diskrete Hinweise, dass es doch vielleicht gut wäre, ihn erneut draußen im Krankenhaus vorzustellen, damit er wieder etwas zu sich nimmt.
Dieser bis ins Extrem durchgezogene Hungerstreik sorgt innerhalb des Vollzugs für Beunruhigung. Es muss mit allen Mitteln verhindert werden, dass sein Zustand lebensbedrohlich wird – und dafür bin ich nun zuständig.
Ein Toter durch Hungerstreik wäre ein öffentlicher Skandal.
Ich weiß nur nicht, unter welchem Vorwand ich eine erneute chirurgische Vorstellung draußen ansetzen sollte, denn die Handverletzung ist inzwischen abgeheilt. Und der Gedanke ihn nur zum Frühstück nach draußen zu schicken, ist kurios.
Heute morgen werde ich zu ihm gerufen, weil er gestürzt ist, offensichtlich vor Schwäche. Er hat trotzdem noch die Kraft, laut schimpfend jegliche körperliche Untersuchung abzulehnen und tut, als wolle er mich anspucken, während ich mich ihm nähere. So bleibe ich erst einmal auf Abstand.
Eine Untersuchung ist trotz seiner offensichtlichen Schwäche und verbaler Bemühungen aller Umstehenden unmöglich. Mir bleibt nur, die Feuerwehr zu rufen, um ihn in ein öffentliches Krankenhaus bringen zu lassen.
Als die Feuerwehrleute mit der Trage eintreffen und den völlig Abgemagerten vor sich sehen, werde ich mit vorwurfsvollen Blicken und Worten bedacht.
»Was haben Sie denn mit dem gemacht?«
»Ob der das übersteht?«

Die Feuerwehrmänner können sich natürlich nicht vorstellen, was vorher abgelaufen ist.
Denn der Patient spricht von jetzt auf gleich ganz normal und freundlich mit ihnen und lässt sich willig untersuchen.
Es ist unglaublich, ich fasse es nicht!
Alle meine früheren Versuche, und die anderer Ärzte oder Krankenpfleger, sich ihm zu nähern, hatte er mit lauten Drohungen und Beschimpfungen beantwortet. So wie er sich jetzt ganz ruhig anfassen und untersuchen lässt, kommt mir das alles vor wie absurdes Theater.
Von den Feuerwehrmännern an mir vorbeigetragen, wirft er mir einen triumphierenden Abschiedsblick zu.
Irgendwie hat der Mann es – unter Inkaufnahme eines großen Risikos für seine Gesundheit – doch geschafft, dem Vollzug die Grenzen zu zeigen. Aus dem öffentlichen Krankenhaus, in das er gebracht wird, erhalte ich verständnislose Kommentare über seinen Zustand.
Eines ist mir völlig klar: Ein solcher Patient ist der beste Garant für das Entstehen und das Fortbestehen des schlechten Ansehens, das die Gefängnismedizin in den Augen der Ärzte öffentlicher Krankenhäuser hat. Was er mit uns gemacht hat, kann man Außenstehenden nur schlecht erklären. Und ob sie es dann glauben würden, ist äußerst zweifelhaft.

Wie bereits mehrfach mit Beispielen belegt, zwiespältige Gefühle entstehen bei Ärzten und Krankenpflegepersonal im Strafvollzug durch den Zwang, manche Patienten trotz deren offen geäußerter Ablehnung versorgen zu müssen. Dies widerspricht völlig dem erlernten und außerhalb des Vollzugs herrschenden Selbstverständnis ärztlicher und krankenpflegerischer Tätigkeit, wo man es nur mit Patienten zu tun hat, die freiwillig kommen und sich behandeln lassen möchten.

Wenn ich gelegentlich draußen eine Praxisvertretung machte, kam mir der Kontrast erst richtig zu Bewusstsein.
Ich war sogar erstaunt, wie freundlich Patienten beim Eintreten ins Sprechzimmer grüßten. Und welch höflichen Umgangston die meisten an den Tag legten!
Das kommt zwar im Knast auch vor, ist aber nicht die Regel.
Offenbar hatte mich der harte Vollzugsalltag fast vergessen lassen, dass es im Berufsleben auch eine freundliche Art des Umgangs geben kann, dass sich Patienten alles in Ruhe anhören und Beratung schätzen, statt Erklärungen gleich abzuwürgen.
»Das will ich nicht wissen, sagen Sie mir nur, was ich nehmen soll. Sie sind der Arzt!«
Im Knast habe ich viel öfter als draußen erlebt, dass die Patienten von mir autoritäres Auftreten und das Erteilen von Anordnungen erwarten. Aber das ist wohl ein Automatismus im System und es schärfte wieder mein Bewusstsein dafür, dass wir es in der JVA mit sehr speziellen Patienten zu tun haben.
Besonders bewundernswert fand ich, wie sich einige Mitarbeiter, nicht nur im Weißen Dienst, auch nach jahrelanger Tätigkeit und vielen Enttäuschungen persönlich weiter sehr für die Gefangenen engagierten. Sie hatten sich die Fähigkeit bewahrt, den einzelnen Inhaftierten als Individuum zu sehen, setzten sich für ihn und seine Belange ein – trotz des Risikos, benutzt und hintergangen zu werden. Sie konnten sich ihre Lebendigkeit im Umgang mit den in ihrer Persönlichkeitsstruktur oft sehr schwierigen Inhaftierten bewahren. Sie hatten innerlich keine zu hohen Mauern gebaut, sondern nur solche, über die sie noch immer hinwegschauen und ihr Gegenüber wahrnehmen konnten.
Diese Menschen sind es, die die Hoffnung auch in diesem gesellschaftlichen Niemandsland mit seinen eigenen strikten Regeln und Gesetzen aufrechterhalten und Wärme verbreiten, die allen –

den Inhaftierten wie den Mitarbeitern – zugute kommt und den Alltag leichter ertragen lässt.

Die negativen Erfahrungen von unbegründeter und unvorhersehbarer Aggression, verbunden mit der Tatsache, oft belogen und zu Unrecht beschuldigt zu werden, können auf Dauer das Selbstwertgefühl untergraben, wenn positives Erleben als »Gegengewicht« fehlt. Dies macht es sehr schwer, Jahre und Jahrzehnte jeden Tag wieder an diesen Arbeitsplatz zurückzukehren.

Gerade deshalb wäre es meines Erachtens wünschenswert, wenn sich die Arbeit im Vollzug als Teilzeittätigkeit mit einer anderen Arbeit, nämlich draußen, kombinieren ließe. Bei uns ist dies bisher nur in einzelnen Fällen möglich. In anderen europäischen Ländern wird es häufiger praktiziert.

Eine stärkere Vernetzung der medizinischen Institutionen innerhalb und außerhalb des Vollzugs müsste doch möglich sein. Auf einer Fachtagung im September 2007 in Lindau beeindruckte mich der Vortrag eines Psychoanalytikers.

Er ist für die Behandlung von Sexualstraftätern in einer Abteilung der JVA Stadelheim in München zuständig.

Er hat aber auch eine eigene Praxis und behandelt dort, unter anderen, die Opfer von Sexualstraftaten.

Ich finde dieses Konzept sehr überzeugend, da man durch die Behandlung von Tätern *und* Opfern eine einseitige Sicht vermeidet. Einseitigkeit und folglich ein Überengagement für die Täter – das nämlich wird denen, die Straftäter psychologisch und psychotherapeutisch betreuen, oft vorgeworfen.

Ich will auch nicht generell abstreiten, dass in den Vorwürfen oder dem Eindruck der zu ihnen führt, auch ein Stück Wahrheit liegt.

Die einseitige Betrachtung könnte aber durch neue Modelle und die Verknüpfung von Arbeitserfahrungen, die von drinnen und draußen kommen, vermieden werden.

Arbeit mit Tatopfern könnte auch der Täterbetreuung zugute kommen.
Schon deshalb, weil diese in ihrer Kindheit häufig selbst ein Opfer waren.

Als ich heute früh über die Höfe gehe, wirkt alles sehr friedlich. Einzelne Gärtnereiarbeiter fahren mit Schubkarren durch die Gegend und pflanzen Blumen. Sie können sich etwas freier bewegen, haben einen kleinen Ausweis, mit dem sie sich durch die Gitter zwischen den Höfen »durchschließen« lassen können. Sie sehen zufrieden aus. Die Arbeit macht ihnen augenscheinlich Freude. Die Gärtnerei ist ein ausgesprochen beliebter Arbeitsplatz.
Durch zwei große Türen schließe ich mich ins Haus. Dabei erinnere ich mich: Alarm habe ich seit meinem ersten Arbeitstag nie mehr ausgelöst.
Noch eine Stunde bis Praxisbeginn.
Ich bummle und freue mich, heute nur Halbtagsdienst zu haben.
Im Haus werde ich sogar richtig heiter, als ich den Inhaftierten sehe, der gelernter Maler ist und gerade die Innenwände streicht. Er trägt freundliche Farben auf und nutzt obendrein die Gelegenheit, alles mit fantasievollen Mustern zu verschönern. Das gefällt allen und der Zuspruch vieler macht den Mann sichtlich zufrieden.
Mit dem Aufschließen meiner Geschäftsstelle, beginnt dann auch mein Telefon zu klingeln.
Ich bin viel zu früh und deshalb pünktlich genug – für einen Notfall.
Der Gruppenleiter von Station 7 hat angerufen.
Häftling O. habe zwar keine körperlichen Beschwerden, doch er sei in den letzten Tagen sehr auffällig, reagiere oft extrem aggressiv. Die anderen Gefangenen auf der Station hätten sich auch

schon über seine »komische Art« beschwert. Er erscheine einfach »nicht normal«, müsse unbedingt einem Arzt vorgestellt werden.
Ich lasse ihn kommen und spüre schnell seine starke Anspannung. Aggressiv fordert er, mich unter vier Augen sprechen zu wollen.
Ich muss mich schnell entscheiden, ob ich das Risiko eingehen will.
Ich traue ihm nicht!
Aber ich setze mich über meine Ängste hinweg und bitte den Krankenpfleger, den Raum zu verlassen.
Er sieht mich verständnislos an, geht langsam hinaus und schließt die Tür.
O. legt los: »Ich bin seelisch am Ende, ich halte es nicht mehr aus! Ich werde nur hingehalten! Dabei hätte ich schon längst Lockerungen kriegen müssen! Meine Freundin kommt auch nicht mehr! In neun Monaten soll ich entlassen werden. Ich hab' keine Wohnung, steh' dann auf der Straße. Kann mir ja auch keine Wohnung besorgen, wenn ich keine Ausgänge kriege. Ich weiß nicht, was die sich dabei denken? Hier wird man systematisch kaputt gemacht! Das Beste ist, ich bring' mich um. Da nehm' ich dann aber noch jemanden mit, die werden sich noch wundern – so wie man hier behandelt wird …«
Er ballt die Fäuste und scheint wirklich zu allem entschlossen.
Ich kann in dem kurzen Gespräch schwer entscheiden, wie ernst die Drohungen gemeint sind, spüre aber doch, dass seine Verzweiflung echt ist.
»Frau Doktor, ich habe genug Geduld bewiesen! Die ganzen Kinderschänder werden hier besser behandelt. Ich habe niemanden körperlich verletzt und werde hier nur verschaukelt.«
Ich sage ihm, dass ich kurz telefonieren werde und rufe in der psychiatrischen Abteilung an, da ich bei ihm weder eine Eigen- noch eine Fremdgefährdung ausschließen kann. Es gibt auch schon einen Suizidversuch in seiner Vorgeschichte. Ich hätte zwar die

Möglichkeit, diesen Patienten wegen seiner Äußerungen sofort im »Bunker« unterzubringen, möchte ihm aber aufgrund der glaubhaften Schilderung so schnell wie möglich ein Gespräch mit einem psychiatrischen Kollegen ermöglichen.
Zum Glück erreiche ich die Kollegin, und – noch mehr Glück – es gelingt mir, sie vom Ernst der Lage zu überzeugen. So kann der Patient, der mit der Vorstellung einverstanden ist, durch die vollzugseigene Fahrbereitschaft nach Plötzensee gebracht werden. Dort wird dann entschieden werden, ob er stationär psychiatrisch behandelt werden muss.
Im Nachhinein wurde mir bewusst, dass ich den Krankenpfleger, der für meine persönliche Sicherheit zuständig war, auch in die Bredouille gebracht hatte.
Ich bekam selbst Zweifel an meiner Entscheidung.
Es hätte ja durchaus auch schiefgehen können.

Am Wochenende, nachmittags und nachts ist die Situation oft viel weniger günstig. In der JVA Tegel ist dann kein Arzt vor Ort. Das bedeutet, dass Inhaftierte, bei denen akute Selbstmordgefahr besteht, sofort in den besonders gesicherten Haftraum gebracht werden müssen, um dort bis zur nächstmöglichen Arztvorstellung zu verbleiben.
Es ist nun 10 Uhr, die offizielle Sprechstunde beginnt.
Der Erste ist ein ausländischer Patient, der in letzter Zeit öfter kommt. Heute habe ich einen unguten Eindruck. Meist klagt er über innere Unruhe, Schlafstörungen und Albträume, möchte dann etwas zur Beruhigung und zum Schlafen. Er war früher schon längere Zeit in stationärer psychiatrischer Behandlung, erhält auch Medikamente. Er sagt, die würden seiner Meinung nach nicht mehr richtig wirken. Bei ihm wurde schon – wie bei nicht wenigen Patienten im Justizvollzug – eine schwere Persönlichkeitsstörung festgestellt. Er scheint kaum Kontakt zu anderen

Menschen zu haben. Die Diagnose »Persönlichkeitsstörung« hört sich formell und trocken an. Was sie bedeutet, spürt man erst im Umgang mit diesen schwierigen Patienten, die mit anderen nicht klarkommen, sozial unangepasst sind und mit festen Regeln, wie auch mit dem Knast insgesamt auf Kriegsfuß stehen.
Er schlurft schweigend herein, geht langsam auf meinen Schreibtisch zu und setzt sich auf den davor stehenden Stuhl. Er rückt näher und starrt mich dabei die ganze Zeit mit durchdringendem Blick an.
Dann erklärt er leise, er wolle lieber allein mit mir sprechen, er habe von mir geträumt.
Der Krankenpfleger ist gerade mit anderem beschäftigt und hört anscheinend nicht zu.
Der Blick des Mannes hat etwas Beschwörendes.
Mir ist unheimlich.
Ich lehne ein Gespräch unter vier Augen ab.
Den Inhalt seines Traums muss und will ich auch nicht unbedingt erfahren.
Ich verordne die gewünschte Höherdosierung seiner Medikation.
Als er das Sprechzimmer verlassen hat, zeigt der Krankenpfleger, dass er die Situation doch sehr wach beobachtet hatte: »Der bringt bestimmt noch mal jemanden um. Spätestens wenn er wieder draußen ist.«
Ich weiß nicht, wie ernst ich die Bemerkung nehmen soll, fühle mich aber noch unwohler, ohne es mir anmerken zu lassen. Mir fällt nämlich plötzlich ein, dass ich immer noch mit Namen und Adresse im Telefonbuch stehe.
Es war in den Anfangsjahren, und mir wurde schlagartig die Tragweite meiner Entscheidung, im Justizvollzug zu arbeiten, klar.
Das eben war für mich der erste Gefangene, bei dem das Gefühl einer nicht fassbaren Bedrohung Gestalt annahm, sicher noch

gefördert durch die etwas flapsige Bemerkung des erfahrenen Krankenpflegers.
Es passierte dann tatsächlich zweimal, dass der Mann bei mir zu Hause anrief.
Ich erkannte die Stimme sofort.
Mich vorsichtshalber nur mit »Hallo« zu melden, war mir seit Beginn meiner Arbeit in der JVA schon in Fleisch und Blut übergegangen. Der Mann fragte am Telefon nach mir, meinen Vornamen kannte er wohl aus dem Telefonbuch. Aber meine Stimme hatte er offenbar nicht erkannt. Mit verstellter Stimme sagte ich, dass niemand mit diesem Namen hier wohne. Zum Glück ließ er sich abwimmeln.
Meine nächste Aktion war, mich an die Post zu wenden, um meinen Eintrag im Telefonbuch entfernen zu lassen.
Die Postangestellte meinte, mich warnen zu müssen: »Dann sind Sie aber für niemanden mehr erreichbar, auch nicht über die Auskunft. Das können Sie doch nicht wollen!«
Diesen Nachteil würde ich für etwas mehr Sicherheit gern in Kauf nehmen, was ich ihr wiederum nicht auf die Nase binden wollte.
Das von diesem Patienten und seinem Verhalten erzeugte Gefühl der Bedrohung hielt noch über Wochen an.

Der nächste Patient ist da.
Ein großer, immer freundlicher Mann mit der Begabung, seine gegenwärtig bedrückenden Lebensumstände von der besten Seite zu nehmen, wünscht, dass wieder einmal ein HIV-Test gemacht wird. Der letzte liege nun schon zwei Jahre zurück.
»Meene Kleene is nämlich positiv.«
Er war zwischendurch frei.
Ist aber jetzt schon wieder ein paar Monate in Haft.
Ich sage, dass er doch sicher zum Eigenschutz Kondome benutzt

habe. Die Seropositivität seiner »Kleinen« ist nämlich bei uns schon seit der letzten Haft aktenkundig.
»Ach, nee, da denkt man doch nicht immer dran«, meint er lachend.
Seine Sorglosigkeit ist verblüffend.
Er scheint im Gefühl der Unberechenbarkeit dieser Existenz zu leben und diese auch akzeptieren zu können, macht sich vielleicht auch deshalb so wenig Sorgen.
Irgendwie bewundernswert, wie er das Leben so von der leichten Seite nimmt, denke ich.
Als Herr K. eintritt, geht er als erstes zur Waage.
»Wieder ein Kilo abgenommen, Frau Doktor. Ich brauche unbedingt die Quarkzulage, ich kann doch nicht noch mehr abnehmen. Die müssen Sie mir verschreiben!«
Er ist schlank, sein Untergewicht scheint mir aber noch lange nicht bedrohlich.
»Ich kann Ihnen süße Suppe verordnen.«
»Nee, danke, die können Se jerne behalten«, erklärt er entrüstet.
Diese Suppe wird von der Küche geliefert, kann morgens und abends ausgegeben werden und belastet das Budget weniger als andere Zulagen. Wir Ärzte sind ja auch zum Sparen angehalten. Die Suppe schmeckt wie Pudding, hat reichlich Kalorien und könnte damit der Gewichtsabnahme entgegenwirken. Doch die Inhaftierten mögen sie nicht. Sie möchten lieber täglich ein kleines Extrapaket Quark. Der ist vielleicht günstiger als Tauschobjekt, aber auch gut zum Backen von leckerem Käsekuchen zu verwenden.
Als Ärzte müssen wir bei der Vergabe von Zusatzkost oder Spezialkost wie Diabetes-Diät streng auf die medizinische Indikation achten. Das Budget für die Gefangenenkost ist auf einen bestimmten täglichen Betrag festgelegt. Extragaben von Quark oder Obst gehen auf Kosten des Gesamtbudgets. Damit stehen dann

weniger Mittel für die Versorgung der übrigen Gefangenen zur Verfügung.
Wenn ein Arzt zu häufig Diätkost oder Kostzulagen verordnet, was im Vergleich mit anderen Häusern selbstverständlich auffällt, wird nachgefragt und um Überprüfung gebeten. So ist es nicht möglich, jeden Wunsch nach Quark-, Obst- oder Joghurtzulage zu erfüllen, obwohl die Ablehnung oft großen Unmut hervorruft. Bei Herrn K. lasse ich mich dann doch erweichen und verordne für zwei Monate Quark. Der Mann ist sehr groß und durchaus an der Grenze zum Untergewicht, ich könnte die Verordnung also bei Überprüfungen vertreten. K. fühlt sich zur Zeit auch sehr unter Druck durch das Lernen für den angestrebten Hauptschulabschluss.
Ich habe das Gefühl, er braucht ein bisschen Unterstützung.
Es klopft, ein Vollzugsbeamter bringt Herrn L. herein, der heute in die Arztgeschäftsstelle gerufen wurde. Er ist zu überwachen, da er sich seit mittlerweile fünf Wochen im Hungerstreik befindet. Langsam mache ich mir schon Sorgen. Er hat deutlich abgenommen, versichert aber, immer ausreichend zu trinken. Die Laborwerte weisen noch nicht auf eine bedrohliche Situation hin.
Der Patient kennt sich mit wochenlangen Hungerstreiks aus, es ist nicht sein erster. Er lebt sehr zurückgezogen, hat kaum Kontakt auf seiner Station. Der Grund für den Hungerstreik ist wieder einmal seine persönliche Lage. Herr L. erzählt gern von den Details seiner Verurteilung.
Aus seiner Sicht wurde ihm nämlich »aus politischen Gründen« ein Mord angehängt, den er nicht begangen hat, wie er sagt. Die näheren Umstände seien vertuscht worden, nun wolle man seine Freilassung blockieren.
Ich kann das Ganze nicht näher beurteilen, kann und will den Wahrheitsgehalt seiner immer wieder geäußerten Vorwürfe auch nicht überprüfen.

In solchen Situationen werde ich gegen meinen Willen in komplexe, völlig subjektive Gedankenkonstruktionen hineingezogen, ohne dass mir ein Urteil möglich wäre.
Ich fühle mich hilflos, ich kenne die Wahrheit nicht und bin im Zwiespalt.
Einerseits habe ich das dringende Bedürfnis, mich abzugrenzen, andererseits will ich dem Patienten aber auch nicht das Gefühl geben, dass ich seine Geschichte für eine Lüge halte.
Das wäre das Einfachste.
Aber – wenn seine Geschichte doch stimmen würde?
Egal, ich muss versuchen, den Patienten mit seiner Sicht der Realität ernstzunehmen. Die subjektive Wirklichkeit in der er lebt, ist der Boden, auf dem sich seine körperlichen und seelischen Leiden entwickelt haben.
Zwei Wochen später wird die Situation wirklich bedrohlich.
L. wird immer schwächer.
Aber sein Wille, weiter zu hungern, scheint ungebrochen zu sein.
Ich habe ein sehr ungutes Gefühl, spreche auch mit unserem ärztlichen Leiter. Der würde ihn gern im Krankenhaus aufnehmen, aber das will Herr L. natürlich nicht.
Da zeigt er sich stark und trotzig.
Lieber sollen der Vollzug und die ganze Justiz für seinen Tod verantwortlich sein. Er scheint zu allem entschlossen.
»Sie können so keinen Druck auf den Vollzug ausüben,« sage ich ihm, »denn aus Sicht des Vollzugs sind wir Ärzte für Sie verantwortlich und müssen für Ihre Gesundheit garantieren.«
»Was die mit mir gemacht haben ... Die wollen doch nur, dass ich sterbe und nichts mehr sagen kann!«
»Das ist doch dann der wichtigste Grund, weshalb Sie überleben müssen!«, sage ich zu ihm.
Ich sehe in Gedanken schon eine Verlegung »unter Anwendung von unmittelbarem Zwang« auf mich zukommen, wenn sich sein

Zustand plötzlich akut verschlechtern und Lebensgefahr bestehen würde.
Deswegen habe ich »unregelmäßige Beobachtung« angesetzt, damit mehrmals täglich, auch nachts, ein Vollzugsbeamter nach ihm sieht.
Vor allem darf ich den Moment nicht verpassen, in dem das körperliche Geschehen unkontrollierbar wird.
Dann gibt es doch noch ein Gespräch mit der Teilanstaltsleitung.
L. werden Lockerungen in Aussicht gestellt.
Nun wird es medizinisch in anderer Hinsicht noch einmal problematisch. Nach so vielen Wochen Hungerstreik ist es nicht leicht, dem Körper wieder Nahrung zuzuführen, auch wenn der Aufbau sehr schonend durchgeführt wird. Die ersten Tage verkraftet er sehr schlecht, muss immer wieder erbrechen und seine Laborwerte sind auch nicht gut – aber das Krankenhaus lehnt er weiter ab.
Ich untersuche ihn jeden Tag.
Ganz langsam kommt er wieder zu Kräften.
Ein paar Monate später geht es ihm richtig gut, er hat nach fast 20 Jahren im Gefängnis erstmals Ausgänge, hat noch eine gute Bekannte, die er dann aufsuchen kann. Manchmal erzählt er mir von seinen Besuchen und Erlebnissen draußen.
Ich glaube, er hatte eigentlich nicht mehr damit gerechnet, das Gefängnis lebend zu verlassen. Jetzt sieht er wieder Sinn und Perspektiven für die Zukunft.
Noch ein paar Monate später verabschiedet er sich.
Er hofft, noch einmal ein neues Leben aufbauen zu können.
Ich habe nie wieder etwas von ihm gehört.

Patienten sind verurteilte Täter

Die von Herrn L. berichteten Details über die nach seiner Meinung »politisch motivierte« Fehlverurteilung wegen Mordes ist für mich Anlass, mich wieder einmal mit einer grundsätzlichen Frage zu befassen, die für alle Mitarbeiter des medizinischen Dienstes von großer Wichtigkeit ist.
Wie weit tangieren uns Mitarbeiter die Straftaten der Häftlinge und deren nähere Umstände?
Was wollen oder müssen wir wissen?
Oder vielleicht doch besser nicht?
Ist es überhaupt gut, sich mit den Taten, Hintergründen und Urteilen von und für Menschen zu befassen, die einerseits rechtmäßig verurteilte Insassen einer JVA und andererseits unsere Patienten sind?
Theoretisch können wir uns in den Akten über alle Einzelheiten informieren, doch gehen meine Kolleginnen und Kollegen vom Weißen Dienst sehr unterschiedlich mit dieser Möglichkeit um. Die einen interessieren sich für alle Details der Tat, andere fühlen oder haben an sich erfahren, dass dieses Wissen auch schwer belasten kann. So halten manche grundsätzlich eine möglichst große Distanz zu den Inhaftierten.
»Interessiert mich nicht, was der gemacht hat. Für mich sind das alles nur Verbrecher.«
Für so denkende Kolleginnen und Kollegen mag die Tätigkeit im Justizvollzug nur über diese Brücke zu ertragen sein. Strikte innere Abgrenzung durch Schwarz-Weiß-Denken in der selbstsiche-

ren Gewissheit, »mir könnte so etwas nie passieren« dient wohl auch der Absicherung der eigenen Identität.
Auch ich sehe die Gefahr, die sich aus der Kenntnis genauer Details, vor allem bei Tötungs- oder schweren Körperverletzungsdelikten, ergibt: Man tendiert dazu, den Inhaftierten nur noch als den Menschen zu sehen, der ein schweres Verbrechen begangen hat. Innerlich spricht man ihm dann fast automatisch alle anderen, positiven Persönlichkeitsmerkmale ab.
Nach dem Lesen der Akten bleiben alle schockierenden Einzelheiten besonders stark im Gedächtnis haften. Bei jedem Kontakt mit dem Inhaftierten tauchen vor dem inneren Auge die Bilder der in den Prozessprotokollen beschriebenen Straftat auf.
Ich erinnere mich an Patienten, die in der Sprechstunde immer sehr freundlich und umgänglich waren, aber wegen grausamer Delikte verurteilt waren. Ich hatte vom Leichen-Zerstückeln oder Verschwinden-Lassen von Leichen, von der Brutalität des Mordens in diesem oder jenem Fall gelesen. Dann saßen die Täter als Patienten vor mir. Und wann immer ich diese Patienten sah, standen mir unweigerlich schreckliche Bilder vor Augen, die häufig nur schwer in Einklang mit dem Menschen vor mir und seinem aktuellen Eindruck zu bringen waren.
Mich erstaunt noch immer, wie oft ich mich in den ersten Jahren durch das Vorwissen aus den Akten bei der Begegnung mit den Inhaftierten zu einem Gedanken wie »das hätte man dem aber auch nicht zugetraut«, verführen ließ.
Und ich sehe sie hereinkommen und mir gegenüber sitzen. Jeder Betrachter von außen, der nicht weiß, wo wir uns befinden, würde denken, es handelt sich um eine »normale« Arztpraxis mit »normalen« Patienten. Keinem sieht man seine Tat an. Alle sehen so aus und geben sich wie der Durchschnittsmensch außerhalb der Mauern. Es sind Menschen mit klaren Strahleaugen, stumpfen, kalten, toten, normalen oder erloschenen Augen, mit hoff-

nungsvollen, verschämten oder frechen Blicken. Mit Körpern, die Kraft ausstrahlen, oder gebeugte Gestalten, Menschen mit suchtgezeichneten Gesichtern und Bewegungen, mit selbstbewusster oder ängstlicher Körpersprache. Es lässt sich hier nicht alles aufzählen, begründen, vergleichen. Selbst die durch Haftumstände ausgelösten oder verstärkten physischen und psychischen Auswirkungen lassen sich nicht mehrheitlich objektivieren, sondern höchstens auf den Einzelnen beziehen.

Als Menschen haben meine Patienten hier die »Karriere« von Tat, Verurteilung und Haft gemeinsam. Aber das ist auch alles. Sie können lesen und schreiben oder auch nicht. Sie konnten sich draußen schon gut benehmen oder auch nicht. Sie sprechen mit dem Arzt über ihre Taten oder auch nicht, sie reflektieren, sie protzen, sie versuchen, mit Erzählungen über ihre kriminellen Fähigkeiten Erpressungspotenzial aufzubauen.

Nach vielem Lesen, Nachdenken, Diskutieren mit Kollegen und eigener Erfahrungen mit der Zeit, bin ich für mich dabei geblieben, mich über meine Patienten wenigstens so weit zu informieren, dass mir zumindest eine Überraschung der Art erspart blieb, wie ich sie in den frühen Jahren meines Dienstes einmal machte.

Ich weiß nicht mehr um den Anfang, nur noch, dass eines Morgens ein Patient vor mir saß, schlank, sehr bedrückt, sehr leidend. Es war schwer, ihn zum Sprechen zu bringen. Stockend begann er dann doch etwas zu erzählen. Davon, dass er von vielen anderen auf seiner Station abgelehnt werde. Man würde ja heute von Mobbing sprechen. Und er werde regelrecht gemobbt. Sicher, er sei wohl eher ein Einzelgänger. Er lese gern, sagte er. Für die primitive Fernseherei habe er nichts übrig. Aber da seien ja immer die anderen, die ihn mit Absicht störten.

Er bat um ein Beruhigungsmittel, damit er besser schlafen könne. »Wissen Sie, ich möchte so gern mal abschalten können.«

»Wir können das ja mal versuchen. Ich verordne Ihnen für eine Woche *Aponal*. Wenn es nicht hilft, kommen Sie einfach wieder.«
Er bedankt sich freundlich und geht. Ich gehe durch die halb geöffnete Tür nach nebenan, zu den Krankenpflegern.
»Was sagten Sie, Frau Doktor, ich hab's nicht verstanden?«
»Ich habe nur laut nachgedacht, über den Patienten eben, der ist ja wohl auch etwas arm dran.«
»Meinen Sie das im Ernst? Sie wissen wohl nicht, was der gemacht hat?«
Ich setze mich hin, lasse ihn weiterreden.
»Der ist echt nicht ohne, hat seine Frau umgebracht, seine Freundin war auch in der Wohnung. Die haben dann die Leiche im Bettkasten verstaut und obendrauf erstmal noch 'ne Nummer geschoben. So harmlos, wie er aussieht, ist er nicht! Sie lassen sich einfach zu schnell täuschen. Sie sind einfach viel zu gutmütig für den Knast!«
Über mein Erschrecken, beinahe Entsetzen, hat sich der Pfleger damals vielleicht ein wenig amüsiert. Ein Pokerface für solche Gelegenheiten habe ich mir erst später antrainieren können. Als ich meinen gelinden Schock einigermaßen überwunden hatte, habe ich in der Akte des Häftlings nachgelesen.
Es stimmte so.

So unterschiedlich die im Strafvollzug Tätigen mit der Kenntnis der Delikte umgehen, so unterschiedlich handhaben auch die Verurteilten die Auseinandersetzung mit ihrer Straftat. Es gibt Inhaftierte, die den Tatablauf verdrängen und völlig ausblenden oder auch entschuldigen, indem sie sich selbst als Opfer der Umstände sehen.
Andere leiden unter ihrer Schuld.
Einige scheinen sich nur zu schämen, weil sie eine Haftstrafe »absitzen« müssen.

Dabei projizieren sie oft die Selbstablehnung auf andere. Das kann so weit gehen, dass sie sich verfolgt und bedroht fühlen.
Die Erinnerung an das, was im Rahmen der Tat geschah, kann Auslöser für schwere Depressionen sein. Einige fühlen sich von ihren Opfern verfolgt, sehen sie in nächtlichen Albträumen oder in Tagträumen immer wieder vor sich.
Besonders schwierig erscheint mir die Haftsituation für Menschen, die in fortgeschrittenem Alter straffällig werden.
Einer meiner Patienten kam mit fast siebzig Jahren erstmals in Haft und schien sich so sehr für seine Tat zu schämen – Tötungsdelikt unter sehr schwierigen Lebensumständen –, dass er sich kaum in die Sprechstunde wagte. Er spielte seine Beschwerden immer herunter, als habe er kein Recht, Hilfe zu beanspruchen. Oder als gehöre das stumme Ertragen gesundheitlicher Beschwerden zu Strafe oder Sühne dazu. Mir erschien dieses Schicksal besonders tragisch. Ein Mensch, der zuvor nie straffällig geworden war, muss wegen einer auf einer Verkettung unglücklicher Umstände beruhenden Tat gegen Ende seines Lebens eine jahrelange Haft verbüßen. Im Prozess versuchte er nicht einmal, mildernde Umstände zu erwirken.
Diesem Patienten hat es sicher direkten Nutzen gebracht, dass seine Ärztin die Akte kannte.

Ich machte vertretungsweise Visite auf der besonders abgeschirmten »Dealerstation«. Hier sind Inhaftierte untergebracht, die beim Handel mit Drogen erwischt wurden. Sie werden streng von anderen isoliert, dürfen deswegen auch nicht an der üblichen Arztvisite teilnehmen.
Ein Patient, der über eine leichte Erkältung klagt, sich mit Halstabletten und Nasensalbe aber gut versorgt fühlt, möchte über sein Schicksal reden.
»Ist wirklich ungerecht! Hab' gleich sieben Jahre gekriegt, nur weil

ich mir Drogen gekauft hab'. Ich war solvent, hab' natürlich gleich 'ne größere Menge gekauft, will doch keinen Straßendealer reich machen. Sie haben mich auch ein paar Mal erwischt beim Fahren ohne Führerschein. Aber ich hab' doch niemandem etwas zuleide getan, hab' nie jemanden verletzt, war keine Gefahr für die Öffentlichkeit! Wieso denn sieben Jahre?«

Ich antworte, dass ich ihm das auch nicht erklären könne. Was hat sich der Richter gedacht, frage ich mich im Stillen. Ob es nicht manche Leute besonders schlimm erwischt?

Nach meinem Laienverständnis müsste auch bei der Abwägung des Strafmaßes stärker darauf geachtet werden, ob jemand einen anderen direkt körperlich angreift und verletzt. Der seelische und körperliche Schaden für das Opfer scheint mir hier besonders schwer zu wiegen. Aber eine offene Beurteilung oder Kommentierung der Angemessenheit einer Strafe kann ich mir als Angehörige des medizinischen Personals nicht anmaßen.

»Wenn es wirklich so ist, wie Sie erzählen, hat es Sie wohl besonders schlimm erwischt. Aber nun müssen Sie diese Zeit durchhalten«, sage ich.

Vier andere Patienten kommen noch, mit Rückenschmerzen oder Magen-Darm-Infekten, die gerade wieder einmal grassieren und sich aufgrund des engen Zusammenlebens der Gefangenen sehr schnell verbreiten.

In der Arztgeschäftsstelle ergibt sich noch eine kurze Diskussion mit zwei Krankenpflegern. Eine neue Krankenschwester wird gerade in ihre Tätigkeit eingeführt. Thema ist – wie so oft – unsere Arbeitssituation im Justizvollzug.

Ein Pfleger positioniert sich ganz klar: »Wir haben hier keinen leichten Stand. Dem Vollzug ist doch unsere Situation völlig egal. Die benutzen uns doch nur als Alibi.«

Der Eindruck, dass der Weiße Dienst oft vom Vollzug zur Absicherung gebraucht wird, besteht also auch im Krankenpflegedienst. Die Krankenpflegekräfte haben große Verantwortung zu tragen, wenn am Wochenende oder nachmittags und nachts kein Arzt vor Ort ist. Der Bereitschaftsarzt, im Vollzug allgemein »AvD« oder »Arzt vom Dienst« genannt, ist dann nur telefonisch zu erreichen.

Die neue Kollegin will einiges wissen.

»Ich kann mir noch nicht richtig vorstellen, wie man mit den Leuten hier umgeht. Informiert man sich darüber, was die gemacht haben? Ist das nicht auch schwierig, wenn man das alles weiß?«

Der Kollege rät ihr, die Personalakten mit den Prozessprotokollen möglichst nicht zu lesen. Die Eindrücke seien dann beim Kontakt mit den Patienten zu präsent.

»Ich sage mir immer, ich bin nicht die Strafe«, meint er.

Diese Sicht, im wörtlichen Sinne, kann ich auch vertreten. Ich erkläre ihr aber noch einen anderen für mich wichtigen Aspekt. Inhaftierte unterstellen Ärzten und Krankenpflegepersonal oft, sie würden jemanden nicht richtig oder sogar vorsätzlich falsch behandeln. Das dürfte auch daran liegen, dass Inhaftierte aufgrund des eigenen negativen Selbstbildes auch dem Behandler automatisch eine negative Einschätzung und Einstellung unterstellen. Zugespitzt gesagt, sie fühlen sich vielleicht erwischt. Die dem Gegenüber unterstellten Vorurteile lassen viele Patienten nur Schlechtes erwarten, vielleicht im Sinne zusätzlicher Bestrafung. Sie reagieren deshalb von vornherein aggressiv, als müssten sie sich verteidigen.

Solche Überlegungen sind im Alltag natürlich nicht ständig gegenwärtig und als Behandler hat man oft nicht den nötigen inneren Abstand. Deshalb passiert es immer wieder, dass man schnell in einen aggressiv eskalierenden Dialog hineingezogen wird.

Als ich über den Hof gehe, kommt mir Patient N. entgegen, einer der wenigen, der immer lächelt und freundlich ist, wenn er in die Sprechstunde kommt. Er zieht einen Karren hinter sich her, kommt von der Arbeit.
»Schon gehört, Frau Doktor, alles gleich geblieben!«, ruft er laut.
Ich erinnere mich, dass ich seinen Befund gelesen habe. Er hat Glück, sein Hirntumor ist seit drei Jahren nicht gewachsen. Die Magnetresonanztomografie zwei Tage zuvor hat es gezeigt.
Sein Krankheitsschicksal ist beeindruckend. Vor mehreren Jahren wurde ein Hirntumor festgestellt, der nicht mehr operiert werden konnte. Und er hatte noch einige Jahre Strafe vor sich. Zeitweilig war er sehr verzweifelt.
»Ich komm' hier nicht mehr raus«, sagte er oft, wenn er in der Sprechstunde war.
Ein Gnadengesuch hatte keinen Erfolg.
Vom Richter wurde das Risiko als zu hoch eingeschätzt.
Inzwischen hat der Mann sein Schicksal akzeptiert, nimmt regelmäßig seine Medikamente gegen die Krampfanfälle, die durch den Tumor auftreten. Er ist froh, wieder eine Arbeitsstelle gefunden zu haben. Seine Arbeit verrichtet er zuverlässig. Der regelmäßige Tagesablauf scheint ihm neue Stabilität zu geben.
Ich sage mir, dass es auch hinter Mauern schwere Schicksale gibt, die eine läuternde Wirkung haben und eine seelische Entwicklung fördern können.
Ich erinnere mich auch an einen anderen Inhaftierten, der wegen eines brutalen Raubmordes eine langjährige Strafe verbüßte. Er erkrankte an einem bereits schwer metastasierenden Tumor und war verzweifelt, als er die Diagnose erfuhr. Er hatte eine Frau mit Kindern kennengelernt und erstmals eine stabile Beziehung draußen aufgebaut. Er hatte sein weiteres Leben schon geplant.
»Ich muss doch noch für die Kinder sorgen!«, meinte er, als er von der Krankheit erfuhr. Trotzdem nahm er in den wenigen ihm

noch verbleibenden Wochen bis zum Tod sein Schicksal mit erstaunlicher Geduld und ohne große Klagen an.
Das hätte ich ihm, als ich ihn Jahre zuvor kennenlernte und er noch sehr provozierend und aggressiv auftrat, nicht zugetraut.
Aber man kann eben nicht verallgemeinern.
Natürlich schaffen es nicht alle Patienten, ein solches Schicksal anzunehmen und zu meistern.
Und manchmal kann die Wut über die Erkrankung sich auch nach außen richten. Ein Patient im Endstadium einer Tumorerkrankung, dessen Gnadengesuch abgelehnt worden war, plante, sich eine Waffe zu besorgen. Er hatte gegenüber einem anderen Inhaftierten geäußert, er habe vor, wenn er schon sterben müsse, »noch jemanden mitzunehmen«. Er hatte sich bereits eine Liste bestimmter Mitarbeiter des Justizvollzugs angelegt.
Glücklicherweise gab der Mithäftling die Information weiter.
Alle vorgesehenen Ausgänge des Erkrankten wurden gestrichen.
Ich war sehr erstaunt, als ich von den Mordplänen erfuhr.
Ganz offenbar hatte ich auch diesen Inhaftierten, den ich seit Jahren kannte, völlig falsch eingeschätzt. Er erschien mir immer sehr harmlos, äußerte sich nie aggressiv.
Eigentlich ist es ganz einfach.
Schwere Krankheiten verändern die Menschen.
Drinnen wie draußen.

Offener Vollzug und Promis

Der sogenannte »offene Vollzug« findet in kleinen Justizvollzugsaußenanstalten statt, die nur von einem einfachen Zaun umgeben sind. Hierher kommen Verurteilte mit kürzeren Haftstrafen, die dafür geeignet scheinen, und Strafgefangene, die nach längerer Haftzeit bei guter Führung für diesen schon nach halber Freiheit »riechenden« Platz zugelassen werden.
Eine wichtige Voraussetzung ist Alkohol- und Drogenabstinenz. Kehrt ein Gefangener alkoholisiert vom Ausgang zurück, erfolgt die Rückverlegung in den geschlossenen Vollzug.
Der medizinische Dienst der JVA Tegel ist auch für die meisten Außenstellen zuständig. Mindestens einmal in der Woche müssen die dort eingerichteten Arztgeschäftsstellen von einem Arzt aufgesucht werden, damit die medizinischen Zugangsuntersuchungen neu eingetroffener Häftlinge durchgeführt werden können.
Die Atmosphäre dieser kleinen, von Grün und Blumen umgebenen Anstalten ist deutlich entspannter als in Tegel.
Und ähnlich wie meine Kollegen genieße ich es, zwischendurch dort außerhalb der hohen Mauern tätig zu sein.
Bei allem Unterschied, auch hier gibt es natürlich Insassen, die sehr unter der Haft leiden: Frisch Inhaftierte, die draußen ein Arbeitsverhältnis hatten, das der Arbeitgeber nach der Verurteilung nicht fortsetzen will, oder Menschen, deren kranke Angehörige bisher von ihnen versorgt wurden, für die nun eine andere Betreuung organisiert werden muss.

Am wenigsten ist der Druck der Haft zu spüren, wenn das draußen bestehende Arbeitsverhältnis weitergeführt werden kann. Der Inhaftierte erhält dann einen Freigängerstatus. Er bezahlt für die Unterkunft in Haft, ist aber draußen weiter krankenversichert, die medizinischen Einrichtungen des Justizvollzugs sind nicht für ihn zuständig.

Die weniger Glücklichen, die kein externes Arbeitsverhältnis vorweisen können, finden oft eine Tätigkeit in der Haftanstalt, als Garten-, Küchen- oder Hausarbeiter. So arrangieren sich die meisten nach einer gewissen Eingewöhnungszeit mit den Umständen der Haft. Nach kurzer Überprüfungszeit erhalten sie auch regelmäßig Ausgänge.

Doch kommt es nicht selten vor, dass Inhaftierte die Spielregeln des offenen Vollzugs nicht einhalten. Vor allem übertreten sie das strikte Alkohol- und Drogenverbot. Manche überlegen nicht lange und trinken dann doch ein oder zwei Bier während des Ausgangs, in der Hoffnung, das falle nicht auf.

Aber an der Pforte wird gemessen.

Der Sünder wird, so heißt es im Knast-Jargon, »abgeschossen«.

Er findet sich in der geschlossenen JVA Tegel wieder.

Auch positive Urinkontrollen auf Drogen führen zur Verlegung in den geschlossenen Vollzug. Ich bin erstaunt, wie oft Patienten, obwohl sie wissen, dass sie nüchtern sein müssen, bei den Zugangsuntersuchungen bei Haftantritt erzählen, dass sie vorher noch einmal richtig Party gemacht und auch Drogen konsumiert hätten.

Wenn der Patient ansonsten körperlich unauffällig ist, liegt die Anordnung einer »UK«, der Urinkontrolle, im Ermessen des Gruppenleiters. Gruppenleiter betreuen die Inhaftierten als Sozialarbeiter. Sie entscheiden über das Vorgehen und sind z. B. auch für die Genehmigung von Ausgängen zuständig.

Medizinischer Handlungsbedarf ist nur bei drohendem Entzug

gegeben. Oft bei Patienten, die regelmäßig Alkohol trinken und sich vor dem Eintreffen in der Haftanstalt noch reichlich »Mut antrinken« mussten, oder anderen, die regelmäßig Drogen konsumieren. Wenn die Gefahr von Entzugserscheinungen besteht, werden sie in den geschlossenen Vollzug oder zur medizinischen Beobachtung ins Haftkrankenhaus weitergeleitet.

Pflegekräfte sind nämlich im offenen Vollzug nur von Montag bis Freitag in der Frühschicht tätig. Normalerweise überlappen die Zeiten von zwei Personen zwischen 6 und 16 Uhr. Wenn – wie häufig – nur ein Krankenpfleger oder eine -schwester vor Ort ist, ist er oder sie nur acht Stunden im Dienst. Eine kontinuierliche medizinische Versorgung ist also nicht möglich.

Medizinische Zugangsuntersuchungen sind Pflicht bei jeder Aufnahme in den Justizvollzug. Oft geben sie uns Ärzten neben der gesundheitlichen Situation auch kurze Einblicke in manchmal berührende, gelegentlich tragische Lebensgeschichten.

Manchmal liegen die Straftaten der Eingewiesenen schon Jahre zurück. Die Inhaftierten haben das Gefühl, sich inzwischen längst geändert zu haben. Vielleicht hatten sie es gerade geschafft, sich stabilere Lebensverhältnisse zu schaffen, sind eine neue Beziehung eingegangen, haben Arbeit gefunden. Nun werden sie von ihrer Vergangenheit eingeholt. Der Haftantritt stellt alles wieder in Frage und stürzt sie in Verzweiflung. Anderen wiederum fällt es leichter, die Strafe und den damit verbundenen Haftantritt zu akzeptieren. Quasi als logische Folge ihrer Tat.

Für uns Ärzte ist bei der Haftantrittsuntersuchung sehr wichtig, psychische Auffälligkeiten und Suizidgefährdungen zu erkennen. Wir haben aber in erster Linie zu untersuchen und zu entscheiden, ob ein neu Inhaftierter sofortiger medizinischer Versorgung bedarf oder ob er mit der Situation seelisch überfordert ist und psychiatrische Unterstützung benötigt.

Die kurze körperliche Untersuchung ergibt bei den meisten, oft jungen Patienten im Allgemeinen keine Auffälligkeiten.

Auf einem Fragebogen wird bei der Zugangsuntersuchung auch nach dem Hautzustand gefragt. Nicht wenige Inhaftierte haben diverse Tätowierungen, die, in ihrer durchaus unterhaltsamen Vielfalt, dem Betrachter einiges über den Träger erzählen. Bei besonders ausgefallenen Bildern oder tätowierten Texten fragte ich auch manchmal nach deren Bedeutung.

Einige der in die Haut eingebrachten Mitteilungen sollen ganz offensichtlich furchterregend wirken. So beispielsweise die diversen Drachen- und Monsterdarstellungen oder die in einem Dreieck angeordneten lateinischen Wörter »Cave mea ira«, was in etwa »Vorsicht vor meiner Wut« heißen soll.

Andere lassen eher auf tiefe Resignation oder gar ein unbewusstes Schuldeingeständnis, oder aber auf ausgeprägten Zynismus schließen. So die in französischer Sprache gehaltene Anweisung »Couper ici«, also »Hier schneiden«, die ich über einer kräftigen, gestrichelten Linie an der Rückseite eines Halses sah.

Manche der jungen Leute haben sich eine solche Menge von Bildern mit einer Vielzahl von Inhalten in die Haut tätowieren lassen, dass wir von einer Beschreibung der Details absehen. Die teils farbigen und manchmal recht künstlerischen Darstellungen lassen keine Körperpartie aus. Folgerichtig wird dann die Frage nach dem Hautzustand im Untersuchungsblatt oft nur mit dem Vermerk »Bilderbuch« beschrieben.

Außer den jüngeren, gesunden gibt es auch eine Anzahl kranker Häftlinge, die in den offenen Vollzug kommen. Manche von ihnen sind schon im Rentenalter. Oft bringen sie ihre Krankenunterlagen mit. Sie bekommen dann ihre gewohnten Medikamente weiter und auch die erforderlichen Kontrolluntersuchungen werden im Vollzug weitergeführt.

Schwieriger wird es bei den Patienten, die trotz einer Reihe von chronischen Erkrankungen wie Bluthochdruck, Diabetes oder Herzerkrankungen draußen, wie sie behaupten, keine Lust oder Zeit hatten, zum Arzt zu gehen und nun unter die medizinische Fürsorge des Justizvollzugs fallen.

Dann werden sofort alle nötigen Untersuchungen veranlasst, die Patienten werden über ihre Erkrankungen aufgeklärt und bekommen die nötigen Medikamente.

Bei der Entlassung erhalten sie von uns Knastärzten wichtige Unterlagen in Kopie mit dem dringenden Rat, sich weiter in ärztliche Behandlung zu begeben. Leider halten sich viele nicht an die Empfehlungen.

Und wenn sie, was nicht selten vorkommt, einige Monate später nach einer erneuten Verurteilung eine weitere Strafe antreten, geht es ihnen so schlecht wie vorher, wenn nicht sogar schlechter. Der Blutdruck ist weiter gestiegen, ebenso das Gewicht, das dringend reduziert werden sollte.

In Haft kann offenbar die Motivation, etwas für die Gesundheit zu tun, gesteigert werden. Die Automatik der fast zwangsweisen medizinischen Fürsorge entfaltet hier ihren ganz individuellen Segen. Sich nach der Entlassung, draußen, selbst um die eigene Gesundheit zu kümmern und aus eigenem Antrieb Ärzte aufzusuchen, scheint unendlich viel schwieriger zu sein.

Nun will ich nicht alle positiven gesundheitlichen Veränderungen bei Inhaftierten ausschließlich der Arbeit des Weißen Dienstes zuschreiben. Häufig geben wir Ärzte durch unsere Diagnosen auch nur Anstöße, die gute Auswirkungen haben. So wie Gruppendynamik Häftlinge dazu bringt, sich durch Training fit und körperlich stark zu machen, begründet sie manchmal auch therapeutisch wichtige Eigeninitiativen.

Besonders beeindruckt haben mich einmal drei Inhaftierte, die alle massiv übergewichtig waren. Eines Tages beschlossen sie: »Wir nehmen ab. Aber um die Wette!«

Und siehe da! Ihr persönlicher Ehrgeiz bewirkte schließlich mehr als die monatelange engagierte ärztliche Aufklärung über die Risiken des Übergewichts. Sie begannen, zunächst weniger, dann immer mehr Gewicht zu verlieren und versuchten, sich bei den regelmäßigen Gewichtskontrollen gegenseitig zu übertreffen.

Es ist häufig so, dass ein Haftaufenthalt zur Wiederherstellung der Gesundheit und zur Erholung genutzt wird. Die erzwungene Alkohol- und Drogenkarenz hilft dabei ebenso wie die obligate medizinische Fürsorge. Manch Inhaftierter sagte mir dies ganz offen.

Und noch etwas.

In einer Anstalt des offenen Vollzugs musste ich mehrfach einen kleinen, übergewichtigen, herz- und zuckerkranken Patienten mittleren Alters untersuchen, der immer sehr fröhlich zur Sprechstunde kam. Dabei interessierten ihn seine Krankheiten vordergründig nicht besonders.

Er betonte aber immer wieder, dass er sich sehr wohl fühle in der Haftanstalt.

Alle seien nett zu ihm, und endlich sei er mal nicht so einsam.

Er käme auch gerne wieder.

Gerade über Weihnachten und Silvester wird das Leben in der Gemeinschaft von manchen als wohltuend empfunden. Von solchen, die keine Familie haben, die obdachlos sind oder in Wohnheimen leben. Der festgelegte Tagesablauf mit regelmäßigen Mahlzeiten und eine Beschäftigung innerhalb einer festgefügten Gemeinschaft wirken stabilisierend.

Manchmal überlege ich mir, ob es nicht sozial nötig und sogar kostengünstiger wäre, für diese vereinsamten, sich außerhalb der Gesellschaft fühlenden Menschen, mehr betreute Wohn- und Arbeitseinrichtungen zu schaffen. Man möchte es nicht gerne wahrhaben. Aber es gibt auch Menschen, die mit allen Mitteln

versuchen, unter das Dach und die verlässliche Versorgung in einer Haftanstalt zu kommen.
Ein besonders freundlicher, immer gut gestimmter Patient mittleren Alters, ein Ingenieur, hatte aufgrund seiner Alkoholabhängigkeit, vor Jahren Arbeit, Familie und Wohnung verloren. Er erzählte mir, dass er es im Winter immer darauf anlege, ins Gefängnis zu kommen, wo er versorgt sei, gesundheitlich prima betreut werde und Arbeit bekäme. Er hatte es nicht zum ersten Mal geschafft.
»Ich habe in dem piekfeinen Laden randaliert und Kleiderständer umgeworfen, bis sie mir mit der Polizei drohten. Da hab' ich erst recht losgelegt. Ich sag' gar nich', was alles. Und vor allem so lange, bis die Polizei endlich kam und mich mitnahm. Hat doch wieder mal funktioniert!«

Heute bin ich in der Außenanstalt Heiligensee, einer idyllisch am Waldrand gelegenen kleinen Anlage. Hinter dem Tor begrüßt mich ein Patient, den ich schon über einen längeren Zeitraum behandle. Er steht plötzlich stramm, Hände an der Hosennaht, Hand an den Kopf.
»Aye aye, Käpt'n, willkommen an Bord!«
Ich danke, lache zurück.
Die renovierten Baracken einer ehemaligen Polizeikaserne beherbergen über 200 Inhaftierte, die das Glück haben, hier und nicht im geschlossenen Vollzug ihre Zeit »absitzen« zu können. Es wirkt von außen nicht wie ein Gefängnis. Nur ein einfacher Drahtzaun und das Eingangstor ist offen. Hier herrscht ständiges Kommen und Gehen. Einige Inhaftierte haben draußen einen ganz normalen Arbeitsplatz, andere gehen nach draußen und besuchen ihre Angehörigen oder Freunde. Wieder andere fahren alleine zu medizinischen Untersuchungen.
Bei meinem Eintreffen macht mir der Pfleger schnell deutlich,

dass ich zum Arbeiten hier bin. »Heute haben wir zwölf Zugänge und zehn Altkranke, aber da sind auch noch zwei wichtige Stellungnahmen zu beantworten, vom Gericht.«

Die »Altkranken« sind nicht etwa besonders alte, sondern mir schon bekannte Patienten, die weiter von der Arztgeschäftsstelle versorgt werden. Im Gegensatz zu den Freigängern mit Arbeitsplatz draußen sind sie nicht mehr in der gesetzlichen Versicherung.

Zuerst schaue ich mir die Neuzugänge an, die ich zu früheren Erkrankungen befrage und körperlich untersuche. Einer kommt rein, reicht mir mit misstrauischem Blick ein Attest, auf dem nicht nur sein hoher Blutdruck und seine Herzerkrankung vermerkt sind. Eine Bypass-Operation und die Implantation eines Herzschrittmachers waren auch schon erforderlich, wie ich dem Papier entnehme.

»Ich bin überhaupt nicht haftfähig, weiß nicht, was das hier soll«, meint er trotzig.

Ich denke, dass er sich dann besser nicht wiederholt alkoholisiert ans Steuer hätte setzen sollen.

»Setzen Sie sich doch erst einmal«, sage ich laut.

»Das muss ein Irrtum sein«, ereifert er sich, »mein Rechtsanwalt hat auch gesagt, ich kann nicht in Haft. Und in drei Wochen habe ich auch die Schrittmacherkontrolle.«

»Das ist kein Problem«, erkläre ich ihm, »da können wir Sie auch von hier aus hinschicken. Sie bekommen auch alle Medikamente von uns. Und morgen früh nehmen wir Ihnen Blut ab.«

Immerhin, er lässt sich untersuchen. Spricht immer wieder von Haftunfähigkeit, bis ich ihm sage, dass darüber nicht jetzt entschieden wird.

»Und bisher erkenne ich keinen Anhalt dafür, dass Ihre Erkrankung nicht mit den Mitteln des Vollzugs behandelbar wäre. Nur wenn wir Sie nicht behandeln könnten, wäre die Voraussetzung für Haftunfähigkeit oder einen Haftaufschub gegeben.«

Gelegentlich bekommen wir auch offizielle Voranfragen, ob bei einem Verurteilten, der inhaftiert werden soll, die bestehende Erkrankung im Vollzug behandelt werden könne. Die gern vorgebrachte Behauptung einer Haftunfähigkeit wird durch Atteste behandelnder Ärzte untermauert. Häufig tun die draußen arbeitenden Ärzte damit kund, dass sie wirklich nicht wissen wie die medizinische Versorgung in Haft läuft.
Deshalb machen sich viele Verurteilte auch falsche Hoffnungen.
Einer der nächsten neuen Patienten ist mittelgroß und kräftig, wirkt jedoch sehr niedergeschlagen.
Zunächst schweigsam, antwortet er nur knapp auf meine Fragen. Beim Thema Medikamente gibt er an, bis vor kurzem Antidepressiva genommen zu haben.
Ich frage nach dem Grund.
Er beginnt zu weinen.
»Vor zwei Jahren habe ich zwei Kinder getötet, weil ich nicht rechtzeitig gebremst habe. Ich kann mir bis heute nicht erklären, wie das abgelaufen ist. Ich hatte nichts getrunken, es war morgens. Ich hab' sonst nie einen Unfall gehabt. Wenn ich jetzt mit Kindern zu tun hab', kommen mir sofort die Tränen. Wissen Sie, Frau Doktor, das Schlimmste ist, dass ich überhaupt nicht verstehe, wie das kommen konnte. Ich habe absolut keine Erinnerung an die Momente vor dem Unfall.«
Wenn es so stimmt, tut er mir leid. Ich denke, dass niemand für sich ausschließen kann, einmal einen »Blackout« zu haben.
»Ich bin froh, dass trotzdem alle zu mir halten, meine Familie und mein Arbeitgeber. Aber ich werde nie darüber hinwegkommen.«
Er wirkt gequält.
Aber der Antritt der Haft scheint ihn nicht weiter zu tangieren. Wo er auch ist, seine Erinnerungen verfolgen ihn überall hin. Über längere Zeit hat er Antidepressiva genommen, dann vor ein

paar Monaten hat er sie abgesetzt, sagt, er wolle ohne die Medikamente leben.
»Mir kann doch keiner helfen. Schlecht geht's mir sowieso – mit oder ohne Medikamente.«
»Haben Sie jemals daran gedacht, sich etwas anzutun? Ich muss Ihnen diese Frage stellen. Vielen geht es nicht gut, wenn sie hier in Haft kommen.«
»Nein, das würde ich schon meiner Familie nicht antun. Ich kann mich nicht umbringen. Ich muss weiterleben.«
»Wenn Sie sich schlecht fühlen, können Sie sich jederzeit bei mir melden«, biete ich ihm noch an.
Eigentlich bin ich nun fertig.
Aber da habe ich eine Erscheinung!
Ein weiterer Neuzugang zeigt sich wie der personifizierte Weihnachtsmann mit einem langen weißen Bart, ein bisschen unwirklich, auch zur falschen Jahreszeit.
Er ist mittelgroß, schlank, ich sehe eine rot-orangefarbene und mit Blumen bestickte Jacke, eng anliegend, und einen grünen Filzhut. Ich blicke in tief liegende, sehr wache Augen, die alles beobachten, alles wahrnehmen.
Die Frage nach den Vorerkrankungen.
»Kerngesund! Schließlich habe ich jahrelang im Freien gelebt und mir erst vor drei Jahren wieder eine Wohnung genommen.«
Vor fünfzig Jahren hat er eine Artistenausbildung gemacht und dann in verschiedenen Zirkusunternehmen gearbeitet.
»Bin da mitgefahren, hab' mitgearbeitet, hab' mich immer durchgeschlagen, war nie ein Problem. Ging mir immer gut. Ich zeig' Ihnen mal, was ich mit meinen 81 Jahren noch kann! Soll ich? Das können Sie nicht mehr!«
Er geht an die Ecke des Tisches, stützt beide Hände über Eck auf.
»Sie werden sehen, ich mache das jetzt nicht mit Schwung.«
Langsam heben sich seine gestreckten Beine. Er wirkt unheimlich

konzentriert. Nach kurzer Zeit sehe ich seinen Körper waagerecht in der Luft, nur mit den Händen an der Tischecke abgestützt. Der Krankenpfleger und ich sind vollkommen stumm vor lauter Begeisterung. Doch ich muss fragen.
»Das ist ja unglaublich! Wie machen Sie das nur?«
»Kein Problem. Man darf nur nicht aus der Übung kommen.«
Mit der Haft, die er zum ersten Mal erlebt, scheint er auch kein Problem zu haben.
»Ach ja, das sind doch nur 41 Tage! Ich find' mich überall zurecht. Das ist einfach 'ne neue Lebenserfahrung. Is doch was!«
Ein echter Lebenskünstler! Und eine nette Abwechslung für mich. Durch das offene Tor gehe ich nach draußen.
Einige Häftlinge winken mir zu.
Die Frage, ob er daran denke, sich selbst zu töten, hatte ich noch einem weiteren Neuzugang stellen müssen. Auch er meinte, nicht in Gefahr zu sein. Ich bin zusätzlich beruhigt, als mir wieder bewusst wird, dass es im offenen Vollzug kaum Einzelunterbringung gibt. Das ist ein großer Schutz vor Suizidversuchen. Die Zimmergenossen bemerken schnell, wenn es einem Inhaftierten schlecht geht oder wenn er sich auffällig benimmt.

Die Zeit, als ich für ein Jahr im damaligen Haftkrankenhaus Moabit arbeitete, war eine interessante Abwechslung zur Arbeit als alleinverantwortliche Anstaltsärztin in Tegel. Ich brauchte dieses Jahr zur Facharztanerkennung in Allgemeinmedizin.
Wieder zusammen mit anderen Ärztinnen, Ärzten und Krankenpflegekräften in einem Team zu arbeiten, tat mir gut. Der lockere Ton zwischen Ärzten und Krankenpflegern machte die täglichen Auseinandersetzungen mit den oft aggressiven Inhaftierten erträglicher. Manchmal musste ich so über die komischen, situationsbedingten Wortwechsel lachen, dass ich mich in die Schulzeit zurückversetzt fühlte. Damals saßen in der Oberstufe hinter

mir zwei Jungs, die ständig leise, aber für mich gut hörbar, vom eigenen unterdrückten Lachen begleitete Bemerkungen über die Lehrer machten. Wenn ich dann auch lachen musste, konnten mir die Ermahnungen der Lehrer wenig anhaben.

Das Jahr in Moabit fiel in die Zeit, als die ehemaligen politischen Größen der DDR dort inhaftiert waren. Erich Honecker, Heinz Keßler und Erich Mielke brachten erheblichen Aufwand in den Alltag von Moabit und jede Menge zusätzliche organisatorische Schwierigkeiten.

Vor allem musste gesichert werden, dass die hochrangigen Vertreter des ehemaligen DDR-Regimes auf gar keinen Fall mit anderen Inhaftierten zusammentrafen. Wenn der eine oder andere von ihnen zu einer Untersuchung in die Chirurgische Ambulanz gebracht werden sollte, konnte er seine Zelle erst verlassen, wenn alle anderen Häftlinge »unter Verschluss« in ihren Zellen saßen. Das galt natürlich auch für die Rückführung, wenn die Sache länger gedauert hat.

Auch auf dem Freistundenhof durften sie keinesfalls mit den anderen zusammenkommen. Es musste eine Extra-Freistunde nur für sie eingerichtet werden. Der zusätzliche Personalaufwand des Grauen Dienstes war erheblich. Der Weg vom Gefängnis zum Haftkrankenhaus führte durch den Freistundenhof. Unsere Patienten durften ihn nicht passieren, wenn Extra-Freistunde für die Promis angesagt war.

Es war ja keineswegs so, dass die prominenten Häftlinge mit ihren Ämtern gleichzeitig auch die Neugierde der Medien verloren hätten! Eine Menge Sondermaßnahmen sorgte deshalb hier für die perfekte Abschirmung.

Wenn es nur die Medien gewesen wären, vor denen man die alte DDR-Elite schützen musste, wäre dies noch relativ einfach gewesen. Nun gab es aber in Moabit Häftlinge, die hier eine alte Strafe für ein Kapitalverbrechen aus DDR-Zeiten absitzend,

früher in Bautzen gesessen hatten. Wie schlimm die Verhältnisse in Bautzen gewesen waren, hatten mir Betroffene gelegentlich erzählt. Einen persönlich motivierten Racheakt an den prominenten Häftlingen von vornherein unmöglich zu machen, das war eine der schwierigsten und bedeutendsten Aufgaben des Moabiter Vollzugs.
Für mich hatten die Begegnungen mit den auch an Jahren alten ehemaligen Politikern der DDR schon etwas Merkwürdiges.
Der ehemalige Verteidigungsminister und Armeegeneral Heinz Keßler trug Häftlingskleidung und verhielt sich für mich ebenso unauffällig wie der gleich gekleidete frühere Stasi-Chef Erich Mielke. Sie unterschieden sich äußerlich nicht von den anderen Inhaftierten, denn in diesem Bereich hatten alle die Anstaltskleidung zu tragen.
Auch der ehemalige Staatsratsvorsitzende der DDR und Generalsekretär des Zentralkomitees der SED ging in Moabit in dieser Kleidung durch die Gänge. Er zeigte sich immer ruhig und zurückhaltend, grüßte höflich alle Mitarbeiter des Vollzugs und des Haftkrankenhauses. Wenn ich ihn sah und seinen Gruß erwiderte, löste dies in mir immer dieselbe Frage aus.
Wie mag er sich wohl fühlen?
Manchmal schien es mir, als habe er selbst Mühe zu verstehen, was ihm geschehen war.
In den Wochen vor Honeckers Entlassung gab es ein großes politisches Ringen, die Situation spitzte sich zu.
Durfte er nach Chile zu seiner Tochter?
Wäre das – trotz seiner Erkrankung – nicht zu viel Milde angesichts seiner Verantwortung für das Leiden vieler anderer in der Vergangenheit?
Der Tag seiner Entlassung kam.
An diesem Tag hatte ich Dienst in der Chirurgischen Ambulanz, im ersten Stock. Auch wir waren natürlich neugierig. Ein Kollege,

die Krankenschwestern und ich hielten uns in jeder freien Minute an einem Fenster auf, von wo wir das Tor in der Rathenower Straße genau beobachten konnten.

Nach und nach trafen dort immer mehr Menschen ein. Manche mit Fotoapparaten, andere mit Film- oder Fernsehkameras, wahrscheinlich Journalisten. Wir sahen auch Leute mit Blumensträußen. Vermutlich die letzten treuen Anhänger.

Es kamen immer mehr Menschen.

Es dauerte und dauerte und – nichts passierte.

Wir sahen zwischendurch, wie die Diskussionen unter den Wartenden immer lebhafter wurden.

Ein Mann griff plötzlich einen der Blumenträger an. Ein kurzes Handgemenge, der Blumenstrauß fiel zerrupft zu Boden.

Die Zuschauer wurden überlistet.

Wir auch.

Das Warten hatte sich nicht gelohnt.

Honecker wurde gegen Mittag überraschend in einer Limousine durch den Ausgang Alt-Moabit gefahren – so schnell, dass niemand reagieren konnte.

Ebenso schnell war er dann am Flughafen und verließ Deutschland für immer.

Routine, Bereitschaftsdienst und Schweigepflicht

Gut, dass Sie heute so früh kommen, Frau Doktor.«
Das sagt der Krankenpfleger, als ich die Türe öffne.
»Es haben sich heute Morgen schon ganz viele zur Visite angemeldet. Alle Ihre Lieblinge sind dabei.«
»Na, dann wird's ja Routine«, sage ich ein wenig sarkastisch.
Mein Helfer lacht. Ich hoffe nur, dass es nicht zu anstrengend wird, denn ich bin ziemlich müde. Letzte Nacht hatte ich Dienst in Plötzensee und habe nur wenig geschlafen.
Ein paar Akten sind schnell erledigt. Ich setze meinen Stempel »Der Anstaltsarzt« darunter.
Einen Stempel »Die Anstaltsärztin« gibt es nicht.
Anfangs habe ich mich gegen diese »Vermännlichung« gewehrt und mehrmals nachgefragt, ob es nicht möglich wäre, einen neuen Stempel für mich zu bestellen. Es scheiterte am Widerstand der Bürokratie, an Sparzwängen und ähnlich fantasievollglaubwürdigen Ausreden, die zur Wahrung des Status quo nützlich waren.
Frauen verrichten im Justizvollzug inzwischen in vielen Bereichen ebenso schwere, verantwortungsvolle und nervenaufreibende Dienste wie Männer.
Aber offenbar sind Frauen in manchen »stempelberechtigten« Positionen des Justizvollzugs doch noch nicht vorgesehen.
Meine Sprechstunde beginne ich trotzdem pünktlich.
Der Erste ist ein Herr, den ich seit Jahren kenne.
Auch seine seelische Verfassung ist mir nicht fremd.

Er sitzt vor mir, groß und kräftig, seit Jahren in Haft. Er arbeitet regelmäßig und bildet sich außerdem fort. Dafür bekam er sogar die Erlaubnis, in seiner Zelle einen Computer zu installieren. Er wirkt oft in sich gekehrt und etwas bedrückt, braucht in größeren Abständen eine kleine »Auszeit« in Form einer Krankschreibung für wenige Tage.

Er hat mir erklärt, was in ihm vorgeht.

Er leidet unter der Angst, er könne bei Auseinandersetzungen mit anderen Inhaftierten und Konflikten, die sich aggressiv zuspitzen, »ausrasten«.

»In einer militärischen Spezialausbildung habe ich gelernt, einen Angreifer mit wenigen Handgriffen kampfunfähig zu machen oder auch zu töten. Die Abläufe wurden so intensiv trainiert, dass sie reflexartig ablaufen können. Jetzt habe ich oft große Angst, dass ich jemanden umbringen könnte, wenn ich provoziert werde. Ich bin dann innerlich wahnsinnig angespannt. Bisher hab' ich's noch immer geschafft, mich zurückzuziehen. Dann auch wegzugehen von den anderen.«

Ich empfand Mitgefühl bei dieser ruhig und ohne Pathos vorgetragenen Schilderung und spürte, dass er wirklich unter großem Leidensdruck stand. Er schien völlig resigniert in der Aussicht, diese Ängste für immer aushalten zu müssen.

Ich stelle es mir äußerst schwierig vor, sich selbst nicht ganz trauen zu können.

Der Nächste kommt, ihn kenne ich kaum.

Klein, mit starrem Blick, tritt er grußlos ein und setzt sich gleich. »Wie ist Ihr Name?«, kann der Krankenpfleger, der die Akte heraussuchen muss, gerade noch fragen, bevor Herr Namenlos auch schon loslegt.

»Ich kann nicht richtig essen, kann nicht kauen, und dann tut mir dauernd der Magen weh, das ist doch nicht normal ...«

Dass er nicht kauen kann, ist nicht weiter verwunderlich, denn

ihm fehlen diverse Zähne. Aber das ist bei Patienten in Haft keine Seltenheit.
»Sind Sie denn zur Zeit in zahnärztlicher Behandlung?«
»Ach ja, da war ich schon die ganze Zeit, da gehe ich nich' wieder hin, der hat mir so 'ne schreckliche Prothese gemacht, die überhaupt nich' passt.«
»Dann müssen Sie sich aber unbedingt noch einmal beim Zahnarzt melden, um einen neuen Termin zu bekommen. Wahrscheinlich müssen nur ein paar kleine Änderungen an der Prothese vorgenommen werden.«
»Na wat denn, die hab' ick doch schon längst wegjeschmissen!«
Das kann ich einfach nicht glauben und frage entgeistert nach. Doch er bestätigt, dass er die Prothese aus lauter Wut in die Toilette geworfen hat.
Erst bin ich völlig sprachlos.
Dann finde ich, für meine Verhältnisse, starke Worte, mit denen ich mein Entsetzen ausdrücke. Aber das scheint ihn nicht zu tangieren. Er meint, er werde sich dann eben so behelfen. Ich mache das Angebot, ihm auf Dauer passierte Kost zu verordnen.
»Ich kann's mir ja überlegen, ich melde mich dann noch mal, ja? Aber jetzt brauch' ich unbedingt was für'n Magen, die länglichen weißen Tabletten von neulich, die waren gut.«
Das alles lässt mich nicht kalt.
Bei solchen Gelegenheiten habe ich das Gefühl, es nicht mit erwachsenen Männern zu tun zu haben, sondern mit kleinen Kindern, denen man nicht vorwerfen kann, wenn sie keine Verantwortung für sich selbst übernehmen.
In solchen Momenten fühle ich mich ohnmächtig und hilflos, und ich denke, dass einige Inhaftierte jahrelange Sozialisationsprozesse, die andere in Kindheit und Jugend durchmachen, jetzt nachholen müssten, um wenigstens eine Chance zu haben, sich wieder in der Gesellschaft zurechtzufinden. Selbst das Ziel »Re-Sozialisa-

tion« ist schon zu hoch gegriffen, wenn noch nie im Leben einfache soziale Umgangsformen und Verhaltensweisen bei alltäglichen Problemen erlernt wurden. Diese Möglichkeiten kann der Strafvollzug aber nur in geringem Maße bieten. Allenfalls einfachste Lebensregeln können vermittelt werden.
Die Motivation, etwas zu lernen, um sich besser in die Gesellschaft integrieren zu können, ist bei den meisten Inhaftierten ohnehin sehr begrenzt. Viele scheinen sich nach den Jahren der Haft mit ihrem Ausgegrenzt-Sein abgefunden zu haben.

Als der nächste Patient durch die Tür tritt, mache ich mich schon auf eine Auseinandersetzung gefasst.
Er kommt meist nur, um sich zu beschweren.
Er hat Sicherungsverwahrung.
Trotz erheblicher Durchblutungsstörungen, verursacht durch jahrelanges intensives Rauchen, will er dieses Laster immer noch nicht aufgeben. Auch ein Herzinfarkt und eine Beinamputation konnten ihn nicht davon abbringen.
Er ist ständig unzufrieden und beklagt sich auch heute wieder. Es ist, als nutze er die Sprechstunde nur, um seine Wut auf den gesamten Justizvollzug loszuwerden. Da er allen Ärzten im Vollzug misstraut, sucht er während seiner regelmäßigen Ausgänge extern Selbsthilfegruppen und Ärzte auf, bei denen er sich als Opfer der »Gefängnisärzte« darstellt. Dass er dabei Gehör findet, ist nur auf den ersten Blick erstaunlich. Wahrscheinlich trifft er genau den Ton, um den Ärzten draußen das Gefühl zu geben, sie seien die einzigen, die ihn vor der Unfähigkeit und Willkür der Gefängnisärzte retten könnten.
Inhaftierte vermitteln, wie schon gesagt, auch in öffentlichen Krankenhäusern gern das Bild, sie würden im Gefängnis unzureichend betreut oder falsch behandelt. Manchmal versuchen sie, dadurch die Behandlungszeit in einem externen Krankenhaus zu

verlängern, um so lange wie möglich draußen zu bleiben und nicht ins Haftkrankenhaus verlegt zu werden.
Manche Ärzte, die sonst nichts mit Gefängnisinsassen zu tun haben, gefallen sich in der Rolle des Retters, der einem »misshandelten« Gefangenen zu Hilfe kommt. Sie wissen nicht, wie die medizinische Behandlung innerhalb der Mauern tatsächlich aussieht. Die Vorurteile und Vorbehalte bekommen wir Gefängnisärzte gelegentlich dann in Telefongesprächen mit den Ärzten draußen zu spüren. Oft lässt sich das Misstrauen im Gespräch ausräumen.
Ärzte und Pflegepersonal in Krankenhäusern, die häufiger mit unseren Patienten zu tun bekommen, haben dagegen meist ihre eigenen Erfahrungen mit manchen »aufmüpfigen« und unbelehrbaren »Knackis« gemacht, kennen auch Fluchtversuche.
»Ich sage Ihnen jetzt noch einmal, dass der Vollzug für Ihre medizinische Versorgung zuständig ist. Sie sind für Behandlungen, die draußen stattfinden, nicht versichert.«
»Das interessiert mich nicht. Ich bin nicht das Versuchskaninchen für Knastärzte«, unterbricht er mich.
Ich habe keine Chance, mich verständlich zu machen. Er hört überhaupt nicht mehr zu. Es ist, als gehe es ihm wieder nur darum, Dampf abzulassen. Als ich seine Schlaftablettendosis nicht auf das Doppelte erhöhen will, rastet er vollends aus.
»Ich brauch' die Schlaftabletten! Und wenn Sie die nicht verschreiben, ruf' ich gleich meinen Anwalt an! Das ist unterlassene Hilfeleistung!«
»Sie bekommen ja weiter die eine Tablette«, entgegne ich ruhig.
»Ich will aber mehr! Und mein Arzt draußen hat mir immer verschrieben, was ich brauche. Aber hier wird an uns natürlich gespart!«
Er springt auf.
»Sie haben doch sowieso keine Ahnung – wie alle anderen hier!

Sie arbeiten doch nur hier, weil Sie draußen gescheitert sind! So was ist doch bekannt«, schreit er noch beim Rausgehen.
Ich notiere den Ablauf des Gesprächs, auch seine Beschimpfungen, genau in der Akte – wie immer.
Er wird ganz sicher eine Beschwerde schreiben – wie immer.
Aber wenn ich ihm noch mehr süchtig machende Schlafmittel verschreiben würde, dann hätte er einen wirklichen Grund, sich zu beschweren.
Anschließend betritt ein schon etwas älterer ausländischer Patient das Sprechzimmer. Er sagt, er sei Journalist. Er kommt oft und klagt über Beschwerden, die ständig woanders sind: Mal ist es die Halswirbelsäule, mal die Lendenwirbelsäule, dann wieder tun verschiedene Gelenke weh.
Die Krankenpfleger hatten mich bereits darauf aufmerksam gemacht, dass er morgens so oft Salben abholt, wie er sie in diesen Mengen gar nicht verbrauchen kann. Sie haben den Verdacht, dass er sie bei Besuchen verschenkt oder für seine Entlassung hortet. In solchen Fällen trage ich bei der Verschreibung in die Akte ein, wie oft ein Medikament vom Krankenpflegedienst ohne Rücksprache mit einem Arzt ausgegeben werden kann.
Heute wirkt der Mann besonders fröhlich.
Er zieht Fotos hervor, präsentiert mir seine Frau und berichtet stolz, er habe vor ein paar Tagen geheiratet. Aus diesem Anlass habe er Ausgang erhalten, in der Botschaft seines Heimatlandes fand nämlich eine kleine Feier statt. Nachdem ich die Fotos ausgiebig bewundert habe, klagt er über Schmerzen in der Leiste. Ich stelle einen Leistenbruch fest, schlage eine Vorstellung beim Chirurgen vor und erkläre ihm, dass er operiert werden müsse.
»Aber nur, wenn ich draußen operiert werde. Ich habe Vollzugslockerungen und bin ausgangsfähig.«
»Sie sind aber draußen nicht krankenversichert. Der Senator für

Justiz bezahlt zwar die Operation in einem öffentlichen Krankenhaus, aber zur Nachsorge werden Sie noch am Tag des Eingriffs ins Haftkrankenhaus verlegt.«
»Ich gehe auf keinen Fall ins Haftkrankenhaus, lieber verzichte ich auf die Operation.«
Streng genommen ein Erpressungsversuch, aber ich bleibe hart. Diese Situation erlebe ich nicht selten. Viele Inhaftierte würden gerne selbst bestimmen in welches Krankenhaus sie gehen und lehnen deshalb vorgeschlagene Eingriffe ab. Ich weise den Patienten auf mögliche Komplikationen hin, wenn der Bruch nicht operiert wird. Er könne sich jederzeit melden und operiert werden, wenn er es sich anders überlege.
Der nächste Sprechstundenbesucher humpelt herein und klagt in gebrochenem Deutsch über ein Problem an den Füßen, das er nicht näher erklären kann. Stattdessen legt er mir schwungvoll einen Fuß auf den Schreibtisch.
Unschwer ist eine Pilzerkrankung der Zehenzwischenräume zu erkennen. Ich verordne Medikamente zur lokalen Therapie und versuche ihm klar zu machen, dass er nicht ständig Turnschuhe tragen solle, weil sich durch das Schwitzen der Pilz weiter verbreite. Er scheint verstanden zu haben, als er geht. Ob er sich daran hält, weiß ich nicht.
Der nächste Patient klagt über die Zunahme von Pickeln am Rücken.
»Das liegt an dem Wasser hier. Zu Hause habe ich so was nie gehabt.«
Eine häufige Klage, in der sich das Misstrauen spiegelt, das viele Inhaftierte gegen alles hegen, was vom Vollzug kommt. Bei ihm ist es das Wasser. Andere misstrauen dem Essen, viele der medizinischen Versorgung. Auch wenn ich oft darauf hinweise, dass hier die gleichen Kriterien für medizinische Diagnostik und Therapie gelten wie draußen, wird oft daran gezweifelt.

Dabei werden in der Haft sogar viele Medikamente ausgegeben, die sich Patienten draußen selber kaufen müssten.
Das fällt auch vielen Mitarbeitern und Kollegen auf, denen das nicht gleichgültig ist.
»Die bekommen hier wirklich alles und haben vielleicht nie in ihrem Leben gearbeitet! Eine arme Rentnerin draußen, die ihr ganzes Leben gearbeitet hat und kaum ein Einkommen hatte, ist doch viel schlechter dran! Sie muss sich alles selbst kaufen. Das ist wirklich nicht zu verstehen. Das ist ungerecht! Die sind doch besser versorgt hier als viele Leute draußen. Das ist wirklich verdammt ungerecht!«
Was die schnelle medizinische Hilfe betrifft, mag dies durchaus der Fall sein. In den geschlossenen Anstalten des Justizvollzugs ist zumindest der Krankenpflegedienst rund um die Uhr anwesend und erreichbar. Jeder Kranke kann im Notfall innerhalb kürzester Zeit versorgt werden. Eine Situation, von der die meisten Kranken draußen nur träumen können. Im Haftkrankenhaus ist durchgehend auch ein Arzt anwesend. Er versorgt dort auch alle ambulanten medizinischen Notfälle aus den umliegenden Haftanstalten.
Wenn ich vergleiche, welchen Weg manche Menschen draußen bis zum nächsten Krankenhaus zurücklegen müssen, welche Wartezeiten sie in den Erste-Hilfe-Stationen in Kauf nehmen müssen, dann erscheinen mir die Gegebenheiten der medizinischen Versorgung in Haft doch recht günstig.
Der Nächste.
Ein Patient zur Wundkontrolle. Vor sechs Tagen ist ihm ein großes Lipom, eine gutartige Geschwulst aus Fettgewebe, entfernt worden.
»Die Fäden hab' ich schon selber entfernt. Kein Problem für mich. Damit musste ich Sie doch wirklich nicht belästigen.«
Wie nett, dass er mich schonen wollte. Aber ich bin skeptisch und

sehe mir die verheilte Wunde an. Und ich finde tatsächlich keine Fadenreste mehr. Nicht ungeschickt, der Mann.
Der Nächste in der Reihe ist oft ziemlich renitent.
Er hat sich vor zehn Tagen den Arm gebrochen, wurde geröntgt und mit einem Gips versorgt. Eine OP war nicht erforderlich. Den Gips sollte er zunächst drei Wochen bis zur nächsten Röntgenkontrolle behalten. Das wurde ihm genauestens erklärt.
Heute erscheint er, nach erst zehn Tagen, ohne Gips.
»Was ist denn mit Ihrem Gipsverband passiert?«, frage ich ihn entgeistert.
»Hab' isch es einfach nich' mehr ausgehalten bei die Hitze, weißt du. Muss isch Gips abmachen, hat so jucken, muss sofort wieder weg.«
Ich sage ihm, dass sein Knochenbruch nun vielleicht nicht gut verheilen werde. Er sieht mich ungerührt an, es scheint ihm alles egal zu sein.
Soll ich mich ärgern?
Ich fühle mich hilflos und überweise ihn an die Chirurgie.
Immerhin erklärt er sich bereit, dorthin zu gehen.
Dann schlappt ein Mann mit vorwurfsvollem Gesichtsausdruck herein. Er ist Mitte fünfzig, herzkrank, hatte vor zwei Jahren einen Herzinfarkt und vor einem Jahr mehrere Bypässe in die Herzkranzarterien erhalten. Seit der Operation klagt er häufiger über Schmerzen im Brustbein.
»Frau Doktor, die Knochen sind bestimmt nicht richtig zusammengewachsen.«
Er reicht mir die Hand über den Schreibtisch, lässt sich dann ächzend auf einen Stuhl fallen.
»Frau Doktor, das tut hier ständig weh in der Brust, wenn ich mich bewege, das kann nicht normal sein, da müssen Sie was machen. Am besten, Sie schicken mich nach draußen ins Krankenhaus zur Kontrolle. Ins Haftkrankenhaus geh' ich

nicht! Auf gar keinen Fall. Das lehne ich ab! Ich habe kein Vertrauen zu den Ärzten hier – das ist überhaupt nicht gegen Sie persönlich, Frau Doktor.«

Wie soll ich das nicht persönlich nehmen?

Ich zeige ihm, dass die kürzlich durchgeführten Röntgenaufnahmen keine Auffälligkeiten ergeben haben.

»Sie müssen sich wirklich keine Sorgen machen.«

»Ich habe gestern mit dem Professor telefoniert, der hat mich ja auch operiert. Da will ich wieder hin, die Ärzte in Moabit haben doch sowieso keine Ahnung. Ich verlange, dass ich draußen behandelt werde. Meinen Rechtsanwalt habe ich auch informiert, der will Sie anrufen.«

Dann soll ihn doch sein Anwalt behandeln, denke ich und sage: »Dann müssen Sie bereit sein, sich zunächst bei unseren Chirurgen in Moabit vorzustellen. Wenn die Fachärzte dort sagen, Sie müssen zu einer speziellen Untersuchung nach draußen, dann machen wir die Ausführung.«

»Nee, das lehne ich ab, da kann mich keiner zu zwingen!«, empört er sich.

Ich setze ihm noch einmal geduldig auseinander, dass alle in letzter Zeit durchgeführten Untersuchungen von seinem Brustbein keine Auffälligkeiten und schon gar keine Verschlechterungen ergeben hätten.

»Es gibt keinen Grund, Sie sofort nach draußen zu schicken, aber natürlich werden Sie zu der vorgesehenen Kontrolluntersuchung in zwei Monaten ausgeführt. Der Termin ist schon festgemacht«, sage ich. »Und Sie wissen, dass Sie sich jederzeit melden können, wenn es schlimmer wird. Sie werden dann sofort untersucht«, füge ich noch hinzu.

Ein paar Wochen später erhalte ich ein Schreiben vom Petitionsausschuss des Berliner Abgeordnetenhauses, zu dem ich Stellung nehmen muss. Der Patient hat sich in einem langen Brief be-

schwert, er werde in der JVA Tegel ärztlich nicht richtig versorgt. Außerdem befürchte er eine lebensbedrohliche Verschlimmerung seiner Herzerkrankung durch die Haft.
Er entbindet mich von meiner Schweigepflicht.
Ich schreibe die Stellungnahme.
Er schreibt weitere Beschwerdebriefe, immer mit dem Tenor, dass Schlimmstes zu befürchten sei, wenn nicht umgehend gehandelt werde. Eines Tages kündigen sich Vertreter des Abgeordnetenhauses zum Besuch an. Im Gespräch kann ich anhand der Akten die Einzelheiten der medizinischen Versorgung des Patienten darlegen, woraufhin alle beruhigt erscheinen. Der eifrige Beschwerdeführer erhielt dann einen Brief vom Abgeordnetenhaus: Man habe den Eindruck gewonnen, dass ihm alle notwendigen Behandlungen zukämen.
In den folgenden Jahren war das Verhältnis zu diesem Patienten völlig unproblematisch. Wahrscheinlich war es für ihn einfach nur wichtig, alles versucht zu haben, um aufgrund seiner Erkrankung Haftverschonung oder -erleichterungen zu bekommen. Als keiner dieser Versuche zum Erfolg führte, konnte er sich offenbar mit seiner Situation abfinden.
Wenn ich es so betrachte, kann ich es sogar ernst nehmen, wenn die beschwerdeführenden Patienten immer betonten, das sei nicht gegen mich gerichtet, sie würden sehen, dass ich immer alles in meiner Macht Stehende getan hätte.
Kurz nach meinem beruflichen Abschied von der JVA Tegel, als ich nach sechzehn Jahren von »drinnen« nach »draußen« gewechselt war, machte ich Besorgungen und ging durch eine Geschäftsstraße.
»Frau Doktor! Frau Doktor!«, von weither höre ich seine Stimme nach mir rufen. Da kommt er auch schon auf mich zu.
»Ich sah Sie von Weitem und hab' gedacht, das ist doch die Frau Doktor! Ich hab' Sie sofort erkannt. Ich würde gern Ihr Patient

werden und nach meiner Entlassung zu Ihnen in die Praxis kommen. Sie kennen mich doch so gut.«

Er hatte inzwischen Ausgänge ohne Begleitung, sah recht gut erholt aus. Die Aussicht auf die näher rückende Entlassung schien ihm neue Kraft zu geben.

»Ich bin aber nicht als Allgemeinmedizinerin niedergelassen«, sage ich zu ihm. Er schüttelt mir, und ich habe den Eindruck von wirklicher Wiedersehensfreude, mehrmals die Hand, und wir verabschieden uns freundlich. Alle früheren Querelen und Vorwürfe scheinen vergessen.

Mir wird noch einmal klar, dass die damaligen Anzeigen und die Beschwerden über seinen Rechtsanwalt wirklich nichts mit meiner Person zu tun hatten.

Ich war in einer Amtsfunktion, an der er sich hatte abarbeiten müssen.

Vielleicht sind Aktionen dieser Art, dieses Agieren, für viele Inhaftierte das einzige Mittel, sich selbst zu beweisen, dass sie noch Einfluss oder so etwas wie Macht haben, zumindest wenn es um ihre eigene Person geht.

Sie kämpfen gegen das Gefühl, ihre Selbstkontrolle völlig verloren zu haben und dem System des Justizvollzugs hilflos ausgeliefert zu sein.

Die Furcht, die viele chronisch Kranke und besonders herzkranke Patienten hegen, dass die Haft eine gesundheitliche Verschlechterung zur Folge haben könnte, ist nachzuvollziehen, aber meines Erachtens nicht begründet.

Ich habe während meiner Tätigkeit einige schwer herzkranke Patienten zum Teil mehr als zehn Jahre betreut. Dabei hatte ich den Eindruck, dass der regelmäßige Tagesablauf und Lebensrhythmus ohne Sorge um Unterkunft und Ernährung sehr oft auch stabilisierend wirken. Der Entzug der Freiheit belastet und

schirmt gleichzeitig manchen ab, auch gegen existenzielle Sorgen um Wohnung, Unterhalt und gesundheitliche Versorgung. Die regelmäßige medizinische Überwachung ist gesichert und erfordert keine Eigeninitiative wie draußen. Die in Haft verordnete »Freiheit« von Alkohol trägt zur Regenerierung manch angeschlagener Leber und Bauchspeicheldrüse bei, ebenso zur Prävention von hohem Blutdruck und Schlaganfällen bei Patienten, die draußen regelmäßig größere Mengen Alkohol konsumierten. Wahrhaftig, ein Knast ist kein Hotel, kein Sanatorium und überhaupt kein Aufenthaltsort, in dessen Mauern man sich wünschen würde. Aber für nicht wenige wirkt sich ein Aufenthalt dort positiv auf die Gesundheit aus.
Sicher ist die Trennung von Angehörigen schmerzlich, aber es sind auch weniger Konflikte zu bewältigen, die bei ständigem Zusammenleben viel stärker offenbar werden als bei gelegentlichen Begegnungen.
Die Besuche können in bestimmten Fällen in entspannter Atmosphäre stattfinden, da die »Langzeitsprechstunden« eingeführt wurden. Wenn sie den Antrags- und Genehmigungsweg erfolgreich absolviert haben, können Inhaftierte ihre Frau und auch die Kinder mehrere Stunden lang empfangen.
Dafür wurden extra Räume eingerichtet. Abgeschlossene Einheiten, die wie häusliche Wohn- und Schlafzimmer ausgestattet sind. Bei Belegung sagt draußen ein ernst zu nehmendes Schild: »Bitte nicht stören, Familiensprechstunde.«

Es ist Mittag.
Eine kleine Pause in der noch laufenden Sprechstunde.
Ein seit vielen Jahren Inhaftierter tritt ein. Er hatte sich telefonisch angemeldet.
Er trägt »seine« Katze auf dem Arm.
Sie hatte sich vor ein paar Tagen eine tiefe Wunde am Bauch zuge-

zogen, die von einem Tierarzt genäht werden musste. Vermutlich hatte ein Beamter das Tier zu einem Arzt draußen bringen können. Nun müssen die Fäden gezogen werden und man bittet mich, dies zu tun, auch um die Kosten zu sparen.
Zum Glück habe ich Erfahrung mit Katzen.
Das Tier hält still, lässt die Prozedur über sich ergehen.
In der JVA Tegel gibt es mehrere Katzen, die frei herumlaufen. Einige Inhaftierte haben ein besonders inniges Verhältnis zu ihnen aufgebaut. Die Beziehung zum Tier ersetzt oft fehlenden sozialen Kontakt.
Ein anderer, auch schon etwas älterer Patient, der sehr zurückgezogen lebt, schwärmt in der Sprechstunde öfter von einer Katze, die ihm sehr zugetan sei: »Sie ist besser als jeder Mensch!«
Die Tiere bringen wohl etwas Wärme in die sonst eher kühle, oft negativ aufgeladene Atmosphäre des Vollzugs. Vielleicht wäre über eine kontinuierliche Betreuung von Tieren bei manchen Inhaftierten die soziale Anpassungs- und Kontaktfähigkeit zu steigern. Experimente dieser Art gab es schon hier und da.
13 Uhr. Die Sprechstunde ist beendet.
Genug Zeit, um in der Beamtenkantine noch etwas zu essen. Hier kochen die Kochlehrlinge und andere Inhaftierte unter Anleitung eines Kochs. Gleichzeitig werden hier Kuchen und Brot aus der Lehrbäckerei verkauft, die den draußen gefertigten Backwaren qualitativ und geschmacklich in nichts nachstehen.
Das Essen in der Kantine ist auch eine Gelegenheit, Kollegen zu treffen.
Allerdings muss man auch immer darauf gefasst sein, von den dort tätigen Gefangenen des eigenen Hauses, in medizinischen Fragen angesprochen zu werden. Für sie ist es eine Chance, die Wartezeit in der Sprechstunde, und vor allem den Verdienstausfall, zu vermeiden.
Heute treffe ich in der Kantine auf zwei Kollegen.

Wie so oft dreht sich das Gespräch um aktuelle Ereignisse, Auseinandersetzungen mit Inhaftierten und Kontroversen mit dem Vollzug. Wie so oft entlasten mich diese Gespräche.
Der Arzt nimmt sowohl innerhalb des Vollzugs als auch gegenüber den Inhaftierten eine Sonderstellung ein, weil er oft medizinische Entscheidungen treffen muss, die den Interessen des Vollzugs zuwiderlaufen. Daher ist die Solidarität unter den ärztlichen Kollegen eine große Stütze, trotz der gelegentlichen Konflikte untereinander. Thema ist auch die Motivation für unsere Tätigkeit. Manch einer fragt sich hin und wieder, warum er überhaupt im Knast gelandet ist.
Eine Kollegin gab auf die Äußerung von Gefangenen: »Ich bin unschuldig hier!« oft zur Antwort: »Ich bin auch unschuldig hier, und das schon seit soundsoviel Jahren.«
Die psychische Belastung ist einfach zu deutlich zu spüren, als dass man diese Fragen ausblenden könnte. Jüngere Kollegen denken von Zeit zu Zeit und mit gewisser Regelmäßigkeit darüber nach, ob es für das eigene psychische Befinden nicht doch besser wäre, den Arbeitsplatz zu wechseln.
Ist die Sicherheit des Arbeitsplatzes mit regelmäßigem Einkommen tatsächlich ein so hohes Gut, dass dadurch die psychische Belastung im Justizvollzug kompensiert wird? Diese Frage taucht in verschiedenen Varianten immer wieder auf. Jeder muss sie für sich allein beantworten und muss sich entscheiden. Die Rückmeldungen von den Ärzten, die den Schritt in die Selbstständigkeit wagten, sind ermutigend.
Ein früherer Kollege, der trotz Anfangsproblemen die Freiheit in einer eigenen Praxis draußen genießt, meinte ernsthaft: »Lieber verkaufe ich Pfannkuchen, als noch einmal im Knast zu arbeiten.« Er hatte selbst in Urlaubszeiten nicht mehr »abschalten« können und sich ständig gefragt, was für Strafanzeigen gegen ihn in der Zwischenzeit eingetroffen seien.

Ich selbst habe mich nie zu so einer »Pfannkuchen-Fraktion« bekennen können.

Aber dass der Dienst lustvoll oder auch nur einfach gewesen wäre, habe ich nie behauptet. Und mein Herzklopfen, wenn besonders aggressive Patienten zur Visite kamen, brachte auch mich dann und wann dazu, mir die Sinnfrage meines Tuns aufs Neue zu stellen.

Ich hatte Bereitschaftsdienst, der an Wochentagen um 16 Uhr beginnt, also nach einem normalen Tag. Dazu musste ich nach Plötzensee fahren. Dort befand sich zu diesem Zeitpunkt noch die Zweite Innere Abteilung des Haftkrankenhauses. Daneben waren während des Nachtdienstes die dortige psychiatrische Abteilung, sowie die ambulanten Patienten in den JVAs Plötzensee, Charlottenburg und in der oft besonders unruhigen Jugendstrafanstalt zu versorgen. Zu Fuß sind alle in jeweils fünf Minuten zu erreichen. Außerdem sind wir Ärzte telefonisch auch für die JVA Tegel und die Außenanstalten zuständig.

Am häufigsten werden wir in die JVA Plötzensee gerufen, da dort die Neuzugänge eintreffen. Unter ihnen befinden sich viele »Ersatzfreiheitsstrafer«. Das sind jene, die eine Geldstrafe nicht bezahlen können oder wollen und stattdessen die entsprechenden Straftage »absitzen« müssen. Der überwiegende Teil dieser Inhaftierten ist wirklich nicht imstande, die 100 oder 200 Euro Strafe zu zahlen, zu denen sie verurteilt wurden. Einige kommen aus Wohnheimen, manche leben auf der Straße. Sie verfügen über keinerlei Erspartes.

Es kommt allerdings auch vor, dass jemand sich weigert, eine Strafe zu bezahlen, obwohl es ihm möglich wäre. Dieser wird dann auch gezwungen, eine entsprechende Anzahl von Tagen in Haft zu verbringen.

Ich erinnere mich in dem Zusammenhang an einen Patienten, der mich in einem Nachtdienst längere Zeit beschäftigte. Er hatte sich mit einer relativ kleinen Geldstrafe wegen Beleidigung nicht einverstanden erklärt. Er musste also für mehrere Tage in Haft. Gerade in diesem Falle fragte ich mich: »Was will der hier, der hätte doch bezahlen können?«

Mit dem Betreten der JVA Plötzensee war er verstummt. Die Zugangsuntersuchung ließ er teilnahmslos über sich ergehen, zeigte auch auf Ansprache keine Reaktion. Außerdem verweigerte er die Nahrungsaufnahme.

Am nächsten Tag hatte sich an seinem Verhalten noch nichts geändert.

Er wurde einer Kollegin aus der Psychiatrie vorgestellt. Zunächst war es wichtig auszuschließen, dass er an einer Form von Schizophrenie litt, die durch Verweigerung jeglichen Kontakts mit anderen und Verweigerung von Flüssigkeits- und Nahrungsaufnahme zu einem lebensbedrohlichen Zustand führen kann, wenn der Patient keine medikamentöse Behandlung erhält.

Der Patient ließ sich auch in der psychiatrischen Untersuchung zu keiner Äußerung bewegen, blieb stumm und wie geistesabwesend. Er wurde daraufhin in die psychiatrische Abteilung verlegt und dort in einem besonders gesicherten Haftraum untergebracht, damit er unter ständiger Beobachtung war. Auch die Transportprozedur bei der Verlegung ließ er über sich ergehen, ohne irgendeine Reaktion auf die Ereignisse um sich herum zu zeigen. Am darauf folgenden Tag hatte ich mit ihm zu tun, da ich als diensthabende Ärztin immer auch die in der psychiatrischen Abteilung unter besonderer Beobachtung stehenden Patienten aufsuchen musste.

Ich ging also mit zwei Krankenpflegern in den »KIR«, den »Kriseninterventionsraum«, ein verglaster, nach allen Seiten einsehbarer Raum, in dem Patienten, die mit Suizid oder Selbstverletzung drohen, zur eigenen Sicherheit untergebracht werden, eine andere Form des »Bunkers«.

Die Krankenpfleger schlossen auf, ich betrat den Raum. Der Patient saß stumm und teilnahmslos auf seiner Matratze, dem einzigen Möbelstück. Ich begrüßte ihn, kam aber nicht weiter zu Wort, denn plötzlich schimpfte er gewaltig los.

»Ich will hier raus, ich habe die Nase voll! Was soll das Theater?«

»Sie wurden hier untergebracht, weil ...«

»Das ist mir egal, rufen Sie sofort meine Frau an, die soll mich hier rausholen!«, schrie er mich an.

»Gut, ich werde anrufen, aber es ist Sonntagabend, es wäre besser, Sie hätten sich's früher überlegt. Mal sehen, ob Ihre Frau die Formalitäten mit der Justizkasse jetzt regeln kann.«

Schon im Vorfeld hatten die Kollegen mehrfach mit seiner Frau Kontakt aufgenommen, auch um etwas über eine eventuelle psychiatrische Vorgeschichte zu erfahren.

»Da ist nichts, der ist völlig normal.«

Das war mehrfach ihre Antwort.

Nun rief ich sie an, wollte einen letzten Versuch machen. Sie wirkte entnervt. Sie ließ durchblicken, auch nicht zu verstehen, was ihren Mann dazu bewogen hatte, in den Knast zu gehen. Ich sagte ihr, dass er nun doch entlassen werden möchte und sie ihn sofort, auch heute Abend noch, auslösen könne. Sie wirkte nicht sehr begeistert, zahlte aber zwei Stunden später die auferlegten Tagessätze und konnte danach ihren Mann wieder in Empfang nehmen.

War es für ihn nur ein unvergessliches Abenteuer?

Ich muss gestehen, dass ich mich im Umgang mit diesem Patienten besonders vorsichtig verhielt.

Es ging nämlich das Gerücht, er sei Schriftsteller oder Journalist. Und auch für mich war die einzige Erklärung für seine Entscheidung, eine Haft anzutreten, dass er seine Erlebnisse vielleicht spä-

ter schriftstellerisch oder journalistisch verarbeiten wollte. Allerdings habe ich nie wieder von ihm gehört.
Vielleicht war ihm unser Verhalten nicht skandalträchtig genug? Weitere Haftstrafen scheint er nicht angetreten zu haben.

Heute begann der Bereitschaftsdienst, der immer bis 8 Uhr am nächsten Morgen geht, ruhig. Gegen Abend werde ich in die »Jugend«, die Jugendstrafanstalt, gerufen. Ein Beamter ist verletzt worden.
Der Täter ist ein bereits unter besonderen Sicherheitsverfügungen stehender großgewachsener und kräftiger 18-Jähriger. Der jugendliche Straftäter hatte dem Vollzugsbeamten beim Lösen der Handschellen unvermittelt mit der Hand ins Gesicht geschlagen. Dieser erlitt eine schwere Gesichtsverletzung, wahrscheinlich einen Jochbeinbruch. Die noch an die Schlaghand geschlossenen Handschellen hatten sich als wirkungsvolles Schlagwerkzeug erwiesen.
Da der Inhaftierte schon mehrere Menschen, auch Mitgefangene, ohne Grund und Vorwarnung u. a. mit einer Rasierklinge verletzt hatte, war er seit einiger Zeit nur noch in Handschellen durch die Anstalt geführt worden.
Nach dem Angriff auf den Beamten wurde er sofort in den besonders gesicherten Haftraum im Keller verbracht. Dort hatten die Beamten ihn zusätzlich fixieren müssen, da er weiter um sich schlug und drohte, sich selbst oder andere zu verletzen. Fixierungen finden nur in den Ausnahmefällen statt, in denen keine Beruhigung möglich ist.
Als ich den kurzen Weg zur Jugendstrafanstalt gehe, höre ich schon auf der Straße lautes Gebrüll und Geschrei.
Im Bunker finde ich ihn, an Armen und Beinen gefesselt, auf einer Pritsche liegend. Dies dient seiner eigenen Sicherheit. Denn oft sind solche Ausraster mit Selbstbeschädigungen und Selbstmord-

versuchen verbunden. Meine Aufgabe ist es, ihn auf mögliche Verletzungen zu untersuchen. Als ich mich nähere, dreht er blitzschnell den Kopf und versucht, mich zu beißen. Rasch ziehe ich meine Hand zurück.
»Das versucht der dauernd«, sagt ein Vollzugsbeamter.
Ein Gespräch ist unmöglich.
Er schreit nur wie ein rasendes Tier, will auch nichts zur Beruhigung. Ich trage in die Akte ein, dass die Fixierung zunächst belassen werden muss und später eventuell ein Medikament zur Beruhigung gegeben werden kann, wenn er möchte.
Auf dem Rückweg stehe ich noch unter dem Eindruck von so viel kaum zu bändigender, archaischer Gewalt.
Ich bin deprimiert.
Ich konnte keinen Zugang zu ihm als menschlichem Wesen finden.
Ich fühle mich hilflos und denke darüber nach, wieso ein Mensch ohne Grund oder vorausgegangenen Streit andere verletzt. Ich frage mich wie so oft, ob es überhaupt möglich ist, Menschen mit derartiger Charakterstruktur, die nur von blindem Hass erfüllt zu sein scheinen, wieder in die Gesellschaft zu integrieren.
Ich denke auch an die nächsten Opfer.
Die Tatsache, dass es Menschen gibt, die kommunikativ kaum noch zu erreichen sind, erzeugt in mir den Wunsch, wenigstens theoretisch Modelle für eine Lösung zu finden. Ein »Anti-Gewalt-Training«, das gerichtlich öfter angeordnet wird, setzt meines Erachtens wenigstens ein paar innerlich gesunde Anteile in einem Menschen voraus, die eine Zusammenarbeit mit anderen und die Integration in eine Gruppe ermöglichen.
Im Bereitschaftsdienstzimmer sehe ich ein bisschen fern, denke gegen 23 Uhr daran, ins Bett zu gehen. Aber die Tatsache, dass jederzeit das Telefon klingen kann, lässt keine wirkliche Entspannung zu.
Gegen 23 Uhr 50 kommt wieder ein Anruf.

Eine Krankenschwester ist dran.
Ich soll schnell in die JVA Plötzensee kommen. Ein Patient klage über Stechen in der Brust und Luftknappheit. Ein Bronchialasthma ist bekannt.
Auf dem Weg versuche ich, mich so schnell wie möglich durch die verschiedenen Türen zu schließen. An der Pforte der JVA Charlottenburg gebe ich meinen Schlüssel ab. Dann muss ich über die Straße. Gegenüber, an der Pforte von Plötzensee, erhalte ich gegen Vorlage des Dienstausweises einen anderen Schlüssel. Als ich endlich eintreffe, sitzt der Patient auf der Liege.
Das EKG ist geschrieben.
Ich erkenne Herzrhythmusstörungen, die wohl auf eine starke Überdosierung seines Asthmasprays zurückzuführen sind. Er hat davon, bevor er in seiner Zelle auf den Klingelknopf drückte, innerhalb von 20 Minuten sechsmal zwei Hub genommen.
Er erklärt aber zu wissen, wie er mit dem Spray umzugehen habe. Außerdem habe er jetzt seit ein paar Minuten zusätzlich Stechen in der rechten Brustseite.
Das EKG zeigt zwar keinerlei Hinweise darauf, ich nehme aber trotzdem Blut ab, um einen Herzinfarkt auch bei dieser eher untypischen Symptomatik auszuschließen. Er bekommt Sauerstoff und sein Zustand bessert sich rasch. Dann erfahre ich, dass er seit mehreren Tagen verstärkt Husten mit deutlich verfärbtem Auswurf hat. Das erklärt mir die Verschlechterung seines Asthmas. In der Krankenakte lese ich, dass der Patient sich erst am Vortag beschwert hatte. Er wollte dringend ein anderes Spray.
Ich frage: »Sie rauchen trotz Asthma weiter immer noch 80 Zigaretten am Tag?«
Er nickt.
Da sein Zustand mir trotz der Sauerstoffgabe und nach Abklingen der Herzrhythmusstörungen noch nicht stabil erscheint, sage

ich ihm, dass er jetzt in einem externen Krankenhaus vorgestellt werden müsse.

»Sie müssen unbedingt geröntgt werden. Das können wir hier nachts aber nicht. Es ist möglich, dass sich bei Ihnen eine Lungenentzündung entwickelt.«

»Ich will nicht ins Krankenhaus. Ich will zurück auf meine Zelle. Mir geht es auch schon viel besser«, schimpft er trotz seiner Beschwerden.

»Das geht nicht.« Ich ärgere mich schon ein wenig und werde drastischer. »Ich kann Sie nicht ohne weitere Untersuchungen zurück in ihre Zelle lassen, in diesem Zustand. Vielleicht finden wir Sie dann morgen tot im Bett.«

»Is mir auch egal, dann is wenigstens alles zu Ende.«

Die Krankenschwester kommt mir auf ihre Art zu Hilfe.

»Sie haben doch gestern noch gesagt, dass Sie uns auf eine Million Euro Schadenersatz verklagen wollen wegen des anderen Sprays. Wenn Ihnen jetzt was passiert, verklagen Sie uns bestimmt auf zehn Millionen! Es geht doch um Ihre Gesundheit!«

Die Situation entspannt sich etwas. Der Patient scheint einzusehen, dass er keine Chance hat, und dass wir ihn nicht in seine Zelle zurückkehren lassen können. Das Risiko ist zu groß.

Es ist inzwischen 1 Uhr 10.

Nach einem kurzem Telefonat mit dem diensthabenden Arzt in dem Krankenhaus, in das wir in der Nacht Patienten zum Röntgen schicken, wird der Kranke von der Feuerwehr abgeholt. Ohne Widerstand, lächelnd und sich in sein Schicksal fügend, steigt er in den Wagen. Eineinhalb Stunden später ruft mich der Kollege aus dem Krankenhaus an. Der Patient hat einen schweren bakteriellen Infekt, der Verdacht auf eine beginnende Lungenentzündung hat sich bestätigt. Er muss intravenös antibiotisch behandelt werden. Die Behandlung kann aber im Haftkrankenhaus erfolgen.

Ich bin inzwischen überhaupt nicht mehr müde. Aber ein wenig schlafen sollte ich noch. Denn nach dem Bereitschaftsdienst folgt ein normaler Arbeitstag.
Es war eine unruhige Nacht.
Zum Trost sage ich mir, dass es schlimmere Nächte gibt, vor allem bei Todesfällen.
Ein Todesfall im Justizvollzug ist etwas anderes, als wenn ein Patient draußen im Krankenhaus stirbt. Ein Todesfall im Knast zieht sofort weite Kreise. Er beschäftigt den Grauen und den Weißen Dienst, eigentlich alle, auch die Anstaltsleitung und manchmal sogar die Politik.
Denn er ist auch ein Fall für die Medien.
Nach bestimmten Regeln müssen sofort diverse offizielle Stellen informiert werden. Auch und vor allem die Gerichtsmedizin. Jeder, der in Haft stirbt, wird nach gesetzlicher Vorschrift obduziert. Wegen der komplizierten Formalitäten hängt in jeder Arztgeschäftsstelle ein Hinweisblatt mit speziellen Anweisungen: »Vorgehen bei einem Todesfall«.
Die erste Anweisung finde ich besonders schön und wirklich gelungen: »Ruhe bewahren!«
Beinahe alle Kollegen teilen das Gefühl der Ungewissheit vor einem Nachtdienst. Es treten immer wieder Situationen ein, die man so noch nie vorher erlebt hat.
Besonders belastend ist es, wenn sehr schnell entschieden werden muss. Dann stellen sich ärztliche Gewissensfragen: Ist der Patient mit unseren begrenzten Mitteln im Vollzug noch behandelbar?
Nachts ist hier kein Röntgen möglich, arbeiten kein Labor und keine Intensivstation. Muss er also sofort in ein externes Krankenhaus verlegt werden?
Im Zweifelsfall wird eher die Entscheidung für eine Verlegung nach draußen getroffen, wenn nötig mit »Blaulicht und Musike«,

wie der »Feuerwehrtransport mit Sonderrechten« im Knastjargon auch genannt wird.

Nach der felsenfesten Überzeugung einiger Kollegen soll der Stand des Mondes Einfluss auf die Arbeitsbelastung während eines Nachtdienstes haben. Sie sind davon überzeugt, dass bei Vollmond Unruhe und Aggressivität zunehmen.

Das Thema Selbstbeschädigung nimmt einen großen Raum ein, wobei es sich meist nicht um lebensbedrohliche Verletzungen handelt. Oft sind es oberflächliche Schnitte an den Armen oder im Bauchbereich. Einige Inhaftierte hoffen ganz offenbar, dadurch eine Verlegung in ein externes Krankenhaus zu erzwingen.

Häufig verschlucken Häftlinge auch scharfe Gegenstände: Rasierklingen beispielsweise, bevorzugt der Länge nach halbiert.

»Wir haben einen Schlucker«, höre ich dann am Telefon.

Wenn der Betroffene sich sofort meldet, besteht die Chance, Gegenstände rückwärts durch den Mund aus dem Körper herauszuholen. Es sind im Allgemeinen metallene Objekte wie besagte Rasierklingen oder auch Besteckteile, die im Röntgenbild erkennbar werden.

Hilfe ist nur in einem externen Krankenhaus möglich. Der Ausführung dorthin müssen die »Schlucker« selbst aber zuerst einmal zustimmen.

Wenn die Gegenstände im Magen liegen und noch nicht in den Verdauungstrakt vorgedrungen sind, versuchen die Ärzte sie über ein Gastroskop zu fassen. Das Magenspiegelungsgerät ist für diese Zwecke mit einer besonderen Vorrichtung versehen, die vor einer Verletzung der Speiseröhre beim Zurückziehen schützt.

Früher gab es diese technischen Hilfsmittel noch nicht. Es gab nur die »Sauerkrautkur«.

Manchmal lehnen die Selbstverletzer jegliche Untersuchung oder einen Eingriff ab, selbst wenn sie drastisch über die Risiken innerer Verletzungen aufgeklärt werden. Dann bleibt nur die bewähr-

te Methode, Sauerkraut zu verabreichen, was den komplikationslosen Abgang derartiger Fremdkörper auf natürlichem Weg erleichtert und der Gefahr innerer Verletzungen vorbeugt.
Auf jeden Fall wird der Patient bis zum Ausscheiden der Gegenstände engmaschig überwacht, damit bei Komplikationen, am häufigsten kommen Darmverletzungen vor, sofort eingegriffen werden kann.
Manchmal zeigt das Röntgenbild Gegenstände, bei denen ich mich immer fragen muss, wie einer es schafft, sie in den Magen zu bekommen. Gabeln, Messer und sogar metallene Bettfedern gehören zu diesen erstaunlichen Fundstücken.
Ein jugendlicher Inhaftierter schluckte als erstes einen Löffel und wurde zur Beobachtung ins Haftkrankenhaus verlegt. Zu dem Zeitpunkt arbeitete ich in Moabit. Auf dem Röntgenbild war zu sehen, dass sich der Löffel bereits im Darm befand. Es gab also kein Zurück. Wir konnten nur noch die Sauerkrautkur verordnen und ihn engmaschig beobachten. Und zum Glück kam der Löffel nach drei Tagen ohne Komplikationen auf natürlichem Weg wieder zum Vorschein.
Als ihm gesagt wurde, er könne nun das Krankenhaus wieder verlassen, reagierte er überhaupt nicht erfreut, wie die meisten es getan hätten. Er war nicht froh, im Gegenteil, seine Anspannung nahm zu. Die drei Tage war er auffällig schweigsam gewesen. Immer wieder hatte ich nach den Gründen für sein Löffelschlucken gefragt, bekam aber keine Antwort.
Er wurde wieder in die Jugendstrafanstalt (JSA) gebracht.
Als ich am Tag nach der Rückverlegung im Krankenhaus eintraf, rief der Krankenpfleger mir erregt entgegen: »Ihr Löffelpatient ist schon wieder da, Frau Doktor! Aber diesmal hat er ein Messer im Bauch!«
In voller Länge war das Speisemesser auf dem Röntgenbild zu sehen. Da es den Magen noch nicht passiert hatte, konnte es über

einen Magenschlauch entfernt werden. Er hatte es wohl so gewollt, war wieder in der Chirurgie in Moabit gelandet.

Uns war klar, dass wir jetzt noch intensiver nach den Gründen für seine Verzweiflungstaten suchen mussten. Er würde sonst noch drastischere Mittel suchen und ganz sicher finden, um seinen Platz in der Jugendstrafanstalt wieder mit einem Bett im Krankenhaus zu tauschen.

Ich drängte den Patienten noch stärker, mir zu vertrauen und zu sagen, was ihn zu seinem Verhalten trieb.

Ich sprach auch mit der Sozialarbeiterin, die ihn in der JSA betreute. Sie wusste nichts Genaues. Er selbst wollte sich weiterhin dazu nicht äußern. Im Gespräch fühlte ich aber: Er hatte einfach Angst.

Bei den weiteren Nachforschungen kam heraus, dass er in der JSA von Mitgefangenen schwer drangsaliert wurde und völlig verzweifelt war. Und so hilflos auch, dass er keine andere Möglichkeit für sich sah, als durch Selbstverletzungen auf sich aufmerksam zu machen, oder diese makabren Fluchten ins Krankenhaus zu organisieren.

Als ich seine Hilflosigkeit erkannte, stand ihm einen Moment die meinige durchaus gleichwertig gegenüber. Als Ärzte können wir den Aufenthaltsort inhaftierter Patienten nicht bestimmen. Nur manchmal gelingt es in langen Gesprächen mit dem Justizvollzug, eine andere Unterbringungsmöglichkeit zu finden. Aber meist bleibt selbst bei wiederholten Versuchen der Erfolg aus. Der Vollzug darf sich nicht erpressen lassen.

Darüber nachdenkend, erleichterte es mich keineswegs, dass ich in den normalen Sprechstunden in meiner Arztgeschäftsstelle anderen Inhaftierten die erforderlichen und notwendigen Hilfen geben konnte.

Mit schmerzverzerrtem Gesicht kommt ein sehr schlanker junger Mann mit schulterlangem Haar herein.
»Ich halte das nicht mehr aus. Frau Doktor, ich brauche unbedingt eine stärkere Dröhnung!«
»Aber Sie haben doch sicher vom Zahnarzt Schmerztabletten bekommen.«
»Na, aber nur vier Stück, die habe ich nachts alle auf einmal genommen, hat nichts gebracht.«
Er ist seit längerer Zeit in Behandlung, die meisten Zähne mussten gezogen werden. Das ist hier kein seltenes Problem. Viele Patienten, die sich draußen nie in ärztliche Behandlung begaben, haben sehr schlechte Zähne, müssen schon mit 30 Jahren prothetisch versorgt werden. Das ist im Vollzug durch die hier tätigen Zahnärzte problemlos möglich. Die Patienten müssen einen kleinen Anteil vom »Eigengeld« zuzahlen, das sie durch ihre Arbeit verdienen.
Mein Patient hat nicht nur Schmerzen, sondern akut das Problem, mit seinen letzten vier Zähnen keine feste Nahrung zu sich nehmen zu können. Ich verordne ihm Schmerztabletten und Flüssigkost.
Er möchte gern noch Milch und Zwieback.
Ich bin einverstanden.
Auch der nächste Patient macht einen sehr leidenden Eindruck.
»Geht mir ganz schlecht, schon ganze Nacht, habe Essen zurückgegeben.«
Zunächst verstehe ich nicht. Schließlich entnehme ich seiner drastischen Gestik, dass er unter Erbrechen leidet. Er hat auch Fieber und Gliederschmerzen. Nach der Untersuchung erkläre ich ihm, dass er wahrscheinlich eine Magen-Darm-Grippe hat.
Ich verordne Medikamente und schreibe ihn für drei Tage krank.
»Aber nicht länger, kriege sonst Ärger in Schule.«
Diesen Ehrgeiz will ich natürlich fördern.

Es gibt einige Inhaftierte, die in der Haftzeit den Hauptschulabschluss nachholen. Auch den Realschulabschluss oder das Abitur in der Haft zu machen, ist möglich. Die Schule steht nicht nur jungen Inhaftierten offen, auch in der Gruppe der über 50-Jährigen gibt es noch Schüler. Gelegentlich kommt es vor, dass sie sich den Anforderungen auf Dauer nicht gewachsen fühlen oder seelisch zu belastet sind, um für Prüfungen zu lernen. Sie brechen dann die Schule ab und gehen lieber einer Arbeit nach.

Bei entsprechender Eignung und ausreichend langer Reststrafe kann ein Inhaftierter in der JVA Tegel einen handwerklichen Ausbildungsplatz bekommen. Der begleitende Berufsschulunterricht wird durch externe Lehrkräfte abgehalten. Daneben gibt es Arbeitsplätze in anderen Bereichen wie dem Technischen Dienst. Zahlreiche Inhaftierte sind als Haus- und Hofarbeiter für Reinigungstätigkeiten und bei der Essensausgabe eingesetzt.

Ein begehrter Posten ist, wie bereits erwähnt, der des »Arztgeschäftsstellenkalfaktors«. Dieser für Reinigungsarbeiten in den Arztgeschäftsstellen geschaffene knastinterne Arbeitsplatz ist nur für vertrauenswürdige Inhaftierte ohne Drogenproblematik erreichbar.

Zu groß wäre hier die Versuchung, sich zu bedienen!

Auf mein Klingelzeichen tritt ein türkischer Patient von kräftiger Statur sehr langsam ein. Er wirkt bedrückt, klagt über Magenschmerzen und Sodbrennen.

»Trinken Sie viel Kaffee? Rauchen Sie?«

Nach Alkohol frage ich nicht, obwohl ich es bei Magenbeschwerden tun müsste. Ich erspare dem Patienten vielleicht eine Lüge, denn im Knast ist der Stoff ja strikt verboten.

»Na, so 30 Zigaretten am Tag werden es schon sein, Kaffee nur ein paar Tassen.«

»So, 30 Stück am Tag, Kaffee nicht so viel.«
Ich erkläre ihm, dass das Rauchen durch die Anregung der Säureproduktion die Magenschmerzen verschlimmert.
Davon will er nichts hören.
»Man hat hier ja sonst nichts.«
Ich gebe ihm ein Medikament für den Magen, sage ihm auch, dass eine Magenspiegelung gemacht werden sollte, wenn es nicht besser wird. Dann beugt er sich vor, die Krankenschwester ist gerade im Nebenraum, und sagt leise: »Ich hab' da noch was, Frau Doktor. Ist mir ganz unangenehm, es Ihnen zu sagen: Ich habe eine Blase am Po.«
Ich vermute Hämorrhoiden und erkläre, dass ich ihn untersuchen müsste.
»Auf keinen Fall! Ich will keine Untersuchung!«
So kann ich ihm nur Salbe und Zäpfchen verordnen, bitte ihn aber, wiederzukommen, falls es nicht besser wird.
Es ist ein hier im Knast gelegentlich auftretendes Problem, dass vor allem ausländische Inhaftierte sich nicht von einer Frau untersuchen lassen wollen, aus Glaubensgründen oder Schamgefühl. Die Ablehnung ist dann sehr kategorisch, Überredungsversuche und Darlegung sachlicher Gründe nützen wenig. Ich frage mich dann manchmal, wie viel Autorität sie mir überhaupt zuerkennen.
Und auch, ob ihre Einstellung zu Frauen sie eine von einer Ärztin verordnete Behandlung anzweifeln lässt.

Als ich früh in der Arztgeschäftsstelle eintreffe, erwartet mich eine traurige Nachricht. Gestern ist ein Patient aus meinem Haus trotz Reanimationsmaßnahmen gestorben. Gleichzeitig teilen mir die Krankenpfleger mit, ich solle sofort eine ärztliche Stellungnahme zur Krankheitsvorgeschichte abgeben, welche Krankheiten bestanden und wie der Patient medizinisch versorgt wurde.

Verwundert über dieses Ansinnen, frage ich bei Anstaltsleitung und Teilanstaltsleitung nach. Intern war bisher nach meinem Wissen nie eine sofortige detaillierte Stellungnahme gefordert worden. Da es gesetzlich festgelegt ist, dass jeder, der in Haft stirbt, obduziert werden muss, folgt eine Klärung der Todesursache also in jedem Fall.

Ich fühle mich deshalb sehr unter Druck, aber auch, weil mich die eingeforderten genaueren Angaben zu einer Verletzung der ärztlichen Schweigepflicht zwingen.

Ich rufe bei der Ärztekammer an, um den Fall zu besprechen.

Wieder einmal kollidieren Dienstpflichten und ärztliches Recht.

Der Justiziar der Ärztekammer bestätigt mir, dass die ärztliche Schweigepflicht auch postmortal, also nach dem Tod, gilt. Es dürften nur Informationen weitergegeben werden, die im mutmaßlichen Interesse des Verstorbenen lägen.

Ich denke auch an die Hinterbliebenen. Der Patient hatte nahe Angehörige, die sich sehr um ihn gekümmert haben. Sie wären sicher nicht erfreut, nähere Details über den Verstorbenen in der Zeitung zu lesen.

Denn der Patient lehnte zeitweilig jede Behandlung ab, wohl aus Verbitterung über die Haft. Aber Äußerungen über fehlende »Compliance«, das beschreibt die Mitwirkung des Patienten bei der Behandlung, wären sicher nicht in ihrem Sinne und könnten eine Anzeige gegen mich zur Folge haben.

Meine erste kurze Erklärung, dass der Verstorbene an mehreren chronischen Erkrankungen litt, die schicksalhaft auch zu einem plötzlichen Tod führen können, wird als nicht ausführlich genug zurückgewiesen. In der Begründung wird mit »öffentlichem Interesse« argumentiert.

Unter diesem Druck, sogar einzelne Kollegen verstehen meine Bedenken nicht und halten eine ausführliche Stellungnahme für angebracht, verfasse ich einen neuen Text mit Nennung von

Diagnosen. Diese Verletzung der Schweigepflicht hat zum Glück keine Folgen. Die Obduktion bestätigt die Schwere der Erkrankung, die schon viel früher zu einem tödlichen Ausgang hätte führen können.
Trotzdem, mich lässt das Geschehene nicht los.
Was das sogenannte »öffentliche Interesse« betrifft, mit dem hier argumentiert wurde, würde ich mir nämlich wünschen, dass dies auch schon zu Lebzeiten mancher Inhaftierter größer wäre. Ich fände es gut, wenn die Öffentlichkeit mehr Anteil nähme, nicht nur an einzelnen, in den Medien als Skandalgeschehen dargestellten Ereignissen, sondern auch an den ganz normalen Abläufen im Strafvollzug.
Es ist schon bewundernswert, dass sich Menschen finden, die sich ehrenamtlich als Vollzugshelfer für Gefangene engagieren. Das ist gerade für Menschen ungeheuer wichtig, die jahrelang in Haft sind und jeglichen Kontakt zur Außenwelt zu verlieren drohen oder schon verloren haben. Freunde, Bekannte und die Familie haben sich oft längst losgesagt, was die Betroffenen in ziemlicher Einsamkeit zurücklässt. Für diese Menschen kann die Betreuung durch Vollzugshelfer und damit die Wahrnehmung, dass sich überhaupt noch jemand von draußen für sie interessiert, »lebenserhaltend« sein, manchmal sogar den einzigen menschlichen Kontakt zur Außenwelt bedeuten.

Die ärztliche Schweigepflicht ist ein heikles Thema im Justizvollzug und wird in Fortbildungen immer wieder unter Einbeziehung juristischer Erwägungen erörtert. Grundsätzlich und streng gilt sie für den gesamten medizinischen Dienst. Die »gelben« Akten, die Krankenakten, sind in den Arztgeschäftsstellen nur den Ärzten und dem Krankenpflegepersonal zugänglich.
Bei jeder Einzelanfrage durch Mitarbeiter des Justizvollzugs oder externe Behörden und Anwälte wird vom Inhaftierten jeweils eine

neue Schweigepflichtentbindung eingeholt. Ich bestelle den Patienten in die Arztgeschäftsstelle ein und erkläre ihm den Inhalt der Anfrage. Und ihm allein bleibt es dann überlassen, ob er mich von der Schweigepflicht entbindet.

Es ist mir ein wichtiges Anliegen, den Inhaftierten deutlich zu machen, dass die Arzt-Patient-Beziehung und die Behandlung durch den gesamten medizinischen Dienst für ihn einen geschützten Raum darstellen und dass eine, auch für ihn erkennbare, klare Trennlinie zwischen medizinischen Anliegen und denen des Strafvollzugs besteht.

Bei telefonischen Anfragen wird grundsätzlich keine Auskunft erteilt. Es ist sogar verboten zu bestätigen, dass sich die fragliche Person in Haft befindet.

Es gibt seltene, juristisch klar festgelegte Ausnahmen, in denen ein Arzt befugt ist, Inhalte des Arzt-Patienten-Gesprächs weiterzugeben. Die klassische Situation betrifft den Fall, in dem eine Gefährdung Dritter befürchtet werden muss. Dann beispielsweise, wenn ein Inhaftierter erklärt hat, er habe die Absicht, jemanden umzubringen.

Drinnen kann und darf es nicht anders sein als außerhalb der Mauern.

Die strikte Einhaltung der Schweigepflicht ist die grundlegende Bedingung für ein Vertrauensverhältnis zwischen Arzt und Patient, ist die wesentliche Grundlage jeglichen ärztlichen Handelns. Verantwortungsbewusste ärztliche Tätigkeit ist nicht anders denkbar.

Auch wenn das Informationsinteresse des Justizvollzugs dem gelegentlich entgegensteht und die Verweigerung einer Information ohne Schweigepflichtentbindung dort manchmal auf Unverständnis stößt.

Ich weiß und halte daran fest, dass es für den Arzt gerade in der Sondersituation des Strafvollzugs unabdingbar sein muss, den

Patienten zeitweise losgelöst vom vollzuglichen Umfeld wahrnehmen zu können, um die für ihn beste Behandlung seiner gesundheitlichen Problematik zu finden. Es ist meines Erachtens wichtig und ohne Alternative, den hohen allgemeinen und den daran gebundenen eigenen Anspruch an ärztliche und krankenpflegerische Tätigkeiten ohne Abstriche aufrechtzuerhalten.
Dabei bleibe ich.
Es ist für mich eine Frage der eigenen Identität.
Auch wenn es nicht leicht fällt, muss man sich im Alltag des Strafvollzugs einen Rest von Idealismus und Unvoreingenommenheit bewahren.
»Ich bin nicht die Strafe«, sagte mein Krankenpfleger.
»Und ich bin Ärztin und nicht die Justiz«, sagte ich.
Wir tun unseren selbst gewählten Dienst hinter Gefängnismauern. Und wir tun ihn an Menschen, die dort auf kleinstem Raum zusammenleben und, im Gegensatz zu uns, keinen Schlüssel nach draußen haben.

Ungeschriebene Machtstrukturen und andere Knastgefahren

Wenn ich schon vor der Sprechstunde in die Geschäftsstelle gerufen werde, erwartet mich dort kein Plausch. Heute höre ich schon von draußen das laute Jammern eines Menschen, der offensichtlich große Schmerzen hat. Ein Hausarbeiter hat sich schwer verbrüht.

Der neue Patient hat dank seines handwerklichen Geschicks im Haus die Position des »Mädchens für alles« inne. Oft hörte ich ihn eine Begrüßung über den Flur rufen oder irgendein lautstarkes Geplänkel zwischen ihm und einem Vollzugsbeamten. Das war dann keineswegs so ernst gemeint, wie es die grobe Wortwahl hätte vermuten lassen. Mit seinen lautstarken Sprüchen gehört der Mann in diesem Haus zum Vollzugsalltag.

Jetzt geht es ihm aber wirklich schlecht. Brust und Bauch sind großflächig verbrüht. Ich versorge ihn und er erzählt. Ein Mitgefangener begann in der Stationsküche einen Streit mit ihm. Er, nicht auf den Mund gefallen, reagierte entsprechend, worauf der andere ihm aus einer großen Kanne kochendes Wasser entgegen schüttete. Das geschah so plötzlich, dass der Angegriffene keine Chance hatte auszuweichen.

Nachdem er versorgt ist, notiere ich Grad und Ausdehnung der Verbrühung in der Akte. Der Angreifer wird sicher eine Anzeige erhalten, aber das wird ihm egal sein, und nützt meinem Patienten jetzt wenig.

Verletzungen durch Mitgefangene sind nicht selten. Im engen Miteinander auf den Stationen kommt es öfter zu Streit. Es regiert das Recht des Stärkeren. Häufig erstatten die Geschädigten aus Angst vor Rache nicht einmal Anzeige.

Selbst wenn bei der Art der Verletzung die Fremdeinwirkung klar ersichtlich ist, werden von den Verletzten die merkwürdigsten Erklärungen abgegeben. Nicht selten kommen Patienten mit Knochenbrüchen im Bereich der Augenhöhle, das betroffene Auge ist völlig zugeschwollen, und behaupten, dass sie gegen einen Schrank gelaufen seien oder dass ihnen ein Regal ins Gesicht gefallen sei.

Oft erscheint dann im Laufe desselben Tages ein anderer Patient, dessen Hand merkwürdig geschwollen ist, typischerweise über dem fünften Mittelhandknochen und dem Grundgelenk des kleinen Fingers.

Vorher können Wetten über die angeblichen Ursachen abgeschlossen werden. Meistens sagt der Patient, er sei gestürzt oder habe aus Wut gegen die Wand gehauen.

»Es sieht aber eher so aus, als hätten Sie jemanden geschlagen!?«

Der Hinweis wird empört zurückgewiesen. Manchmal sogar mit einem Grinsen, denn er ist sicher, dass das Opfer nichts sagt.

Da die Inhaftierten offensichtlich ihre eigene Art haben, Streit unter sich zu regeln, sind wir machtlos. Auch das Opfer hätte sich lieber die Zunge abgebissen, als gegen den Angreifer auszusagen.

Grund für bewusst zugefügte Verletzungen sind oft auch Drogenschulden. Wenn ein Konsument nicht bezahlt, wird durch überdurchschnittlich kräftige »Schuldeneintreiber« unsanfter Druck ausgeübt. Viele Opfer sind dann so eingeschüchtert, dass sie nirgends Hilfe suchen. Nur gelegentlich erscheinen sie in der Sprechstunde, wollen unbedingt ins Krankenhaus verlegt werden oder möchten freiwillig den ganzen Tag »unter Verschluss« gehen, damit sie von anderen Inhaftierten nicht aufgesucht werden können.

Der Einschluss in der eigenen Zelle, während der Öffnungszeiten tagsüber, ist im Vollzug normalerweise eine Strafmaßnahme.
»Warum wollen Sie denn freiwillig eingeschlossen werden?«
»Ick brauch' heut' eben ma' meine Ruhe.«
Ich fand es immer wieder deprimierend, dass es offenbar oft nicht möglich ist, schwächere Inhaftierte vor stärkeren zu schützen. Gelegentliche Andeutungen oder Informationen von Gefangenen zeigen, dass im Gefängnis offenbar ähnlich mafiöse Strukturen herrschen wie draußen, wobei die Organisation innerhalb einzelner Nationalitäten besonders ausgeprägt ist. Darüber gibt es bereits Untersuchungen. Manchmal berichten uns auch die Kalfaktoren während ihrer Putzarbeit über Vorfälle, die Rückschlüsse auf bestehende Strukturen zulassen und uns kleine Einblicke in die Machtverhältnisse geben.
Die Angst vor Übergriffen kann auch dazu führen, dass ein jüngerer, nett aussehender Inhaftierter sich einen älteren, starken Beschützer sucht, um vor anderen sicher zu sein. Sicher nicht ohne Gegenleistung.
Wenn ein Patient ausnahmsweise doch angibt, von einem anderen Inhaftierten verletzt worden zu sein, dann werden diese Verletzungen präzise in der Krankenakte dokumentiert. Bei einem Prozess wird der betreffende Arzt als Zeuge geladen und muss die Befunde schildern. Besonders berührt hat es mich, als ich einmal bei einem Patienten die Verletzungsspuren durch Vergewaltigung dokumentieren musste.
Vermutlich gibt es diese Fälle aber häufiger.
Ohne dass eine Anzeige erfolgt.

Innerhalb der Zwangsgemeinschaft der Inhaftierten existieren feste Regeln, deren Nichteinhaltung zu schweren Drangsalierungen führen kann. Eines der schlimmsten Vergehen ist, einen anderen zu verraten, dessen Fehlverhalten an offizielle Stellen weiter-

zugeben. Gelegentlich geschieht dies durchaus, weil der Informant sich von der Weitergabe eines Geheimnisses besondere Vergünstigungen erhofft.
Durch solchen Verrat kann der Betroffene akut gefährdet sein und wird deswegen oft in einen anderen Bereich oder eine andere JVA innerhalb Berlins verlegt. Manchmal besteht bei den Mächtigen auch nur der Verdacht auf Verrat, weil ein Gefangener von Natur aus Einzelgänger ist oder sich nach den Vorstellungen der Mächtigen merkwürdig benimmt.
Ich erinnere mich an einen schon etwas älteren Inhaftierten, der sehr zurückgezogen lebte und wegen Depressionen auch in psychiatrischer Behandlung war. Als er eines Tages seine Zelle nicht mehr verlassen wollte, wurde ich gebeten, ihn aufzusuchen. Der Vollzug befürchtete eine Verschlechterung seines psychischen Zustands und wollte ausschließen, dass der Mann Hand an sich legte.
Bevor ich die Zelle betrat, fiel mir ein Schild an der Tür auf. »Lampenbauer« stand von Hand darauf geschrieben. Das Schild war von Mitgefangenen an seiner Tür angebracht worden.
Jemandem »eine Lampe bauen« heißt im Knastjargon »jemanden verraten«.
Er galt also als Verräter.
Der Inhaftierte wirkte im Gespräch in sich gekehrt und einsilbig. Ich konnte ihn nicht aus der Reserve locken. Er erklärte, er wolle nur seine Ruhe haben, versicherte aber, keinerlei Selbstmordgedanken zu hegen. Ob der Vorwurf des Verrats berechtigt war, konnte ich nicht klären, denn über vollzugliche Abläufe und Geschehnisse werden wir wenig informiert.
Nur in einem Fall während all der Jahre wurde ich einmal direkt von der Teilanstaltsleitung angesprochen, ich möge doch einen Inhaftierten, der etwas über andere preisgegeben hatte, wegen dringender Gefährdung ins Haftkrankenhaus verlegen.

Genauere Informationen bekam ich nicht.

In manchen Fällen ist es natürlich Glück für alle, wenn Informationen aus dem Kreis der Inhaftierten weitergegeben werden. So wurden schon mehrfach in Crafträumen versteckte Waffen gemeldet. Auch selbst gebastelte mit einer erheblichen Durchschlagskraft. Vor Jahren war sogar einmal versteckter Sprengstoff auf dem Gelände nach einem Hinweis gefunden worden.

Durch die Weitergabe solch brisanter Informationen konnte schon manche Geiselnahme verhindert werden.

Dass aber nicht alle Aktionen vorhersehbar sind, zeigte sich bei einem Patienten, für den schon zuvor erhöhte Sicherheitsauflagen angeordnet worden waren. So durfte er z. B. nur in Begleitung eines Vollzugsbeamten in die Arztgeschäftsstelle gebracht werden. Nach Monaten »guter Führung« wurden die Auflagen nicht mehr für nötig erachtet. Gleich am darauf folgenden Tag erschien er in der Sprechstunde einer Kollegin, zog in einem unbeobachteten Moment ein Messer und einen Zettel hervor, den er ihr vor die Nase hielt.

Auf den Zettel hatte er in großen Buchstaben geschrieben: »Das ist eine Geiselnahme.«

Die Kollegin konnte zum Glück einem Krankenpfleger im Nebenraum ein Zeichen geben, so dass, unbemerkt vom Inhaftierten, telefonischer Alarm ausgelöst wurde. Augenblicklich herbeieilende Beamte konnten den verhinderten Geiselnehmer kampfunfähig machen.

Auch wenn sich die gefährliche Situation schnell auflösen ließ, machte uns allen dieser Vorfall wieder bewusst, in welch potenzieller Gefährdung wir täglich arbeiten. Ich selbst fühlte mich nie wohl, wenn ich zu einer Zelle gerufen wurde, weil ein Patient nicht aufstehen wollte oder vorgab, nicht selbst zur Sprechstunde kommen zu können. Denn der Zelleneingang ist sehr eng und man kann nur einzeln eintreten. Und manche Zellen sind sehr unüber-

sichtlich, vor allem bei Doppelstockbetten, so dass es leicht wäre, den Ausgang schnell zu verstellen und jemanden als Geisel zu nehmen.
Dieses Wissen war mir immer präsent.
Doch in der Hektik mancher Notfallbehandlung schob ich es rasch wieder beiseite.
Was hätte ich auch sonst tun sollen?
Und jenseits von Gefährdungsbewusstsein erfährt man in den Zellen durch die vielen Fotos und Abbildungen an den Wänden auch so manches über die private Situation und die Vorlieben des Inhaftierten. Ich wunderte mich mehr über die Vorliebe für Poster mit »bodygebuildeten« Frauen als über die Menge der pornografischen Abbildungen.
So entsteht eine merkwürdige und unfreiwillige menschliche Nähe.

Der Dienst beginnt heute früher.
Ich muss noch Blut abnehmen, das um 8 Uhr von der Fahrbereitschaft zum Labor gefahren wird. Die Fahrbereitschaft ist das vollzugsinterne Transportsystem, das auch die Inhaftierten befördert. Bei den meisten Patienten nehmen die Schwestern und Pfleger das Blut ab. Sie sind darin sehr geübt und kommen auch mit schwierigen Venenverhältnissen zurecht.
Doch bei einigen Patienten finden sich an beiden Armen keine offenen Venen mehr. Sie sind alle zerstört durch langjährigen Drogenkonsum. Auch die Venen an den Beinen und in den Leistenbeugen wurden oft schon für Spritzen benutzt. Nur an schwer zugänglichen Stellen, wie den Rückseiten der Arme, kann mit Glück eine funktionstüchtige Vene erhalten sein.
Bei einem Patienten suche ich heute wieder Arme und Beine sorgfältig nach einer noch offenen Vene ab. Zwar sind Venen zu erkennen, doch sie tasten sich deutlich verhärtet, sind offenbar längst »zu« und damit für die Blutabnahme ungeeignet.

Ich staue erst an den Armen, dann an den Beinen. Wegen der Schwerkraft ist es besser, wenn die Beine herunterhängen. Ich hocke auf dem Boden. Langsam bricht mir der Schweiß aus.
Nichts zu finden.
Es bleibt nur der Hals.
»Legen Sie sich bitte auf die Liege, wir müssen heute den Hals nehmen.«
Widerwillig legt er sich hin.
Ich beuge mich über seinen Kopf.
»Atmen Sie jetzt tief ein!«
Zum Glück gibt es eine dicke Vene, die ich schnell noch punktieren kann, bevor sie beim Ausatmen wieder verschwindet. Drei Röhrchen brauche ich, dann ist die Prozedur vorbei.
Ich bin froh, der Patient auch.
Oft bleiben nur noch die Halsvenen, die zwar groß sind, bei denen aber keine Staumöglichkeit wie an Armen und Beinen besteht. Sie sind nur bei tiefer liegendem Kopf während des Einatmens so gut zu erkennen, dass man sie im richtigen Moment leicht trifft.
Zunächst wollte ich es nicht glauben. Aber gelegentlich ziehen es Patienten vor, sich selbst Blut abzunehmen, weil sie ihre eigenen Venen am besten kennen. Einer konnte mühelos im Stehen seine Leistenvene treffen und ersparte mir mühsames Suchen.
Die Sprechstunde beginnt mit einem erfreulichen Erlebnis.
Ein polnischer Patient, der demnächst entlassen wird, und den ich vor drei Monaten wegen eines Bandscheibenvorfalls in ein externes Krankenhaus zur Operation überwiesen hatte, kommt extra noch einmal, um sich für die gute Behandlung zu bedanken. Da mir und uns allen solch freundliche Zuwendungen nicht so häufig widerfahren, freue ich mich besonders über diesen Lichtblick im grauen Alltag des Knasts.
Als nächster kommt dann ein Patient, den ich seit vielen Jahren kenne und dessen Herzerkrankung, bei den bekannten Risikofak-

toren Rauchen und Bluthochdruck, sich in letzter Zeit deutlich verschlechtert hat.
Er erhielt kürzlich im Rahmen einer Koronarangiografie zwei »Stents«, eine Art Röhrchen, die der Offenhaltung der verengten Herzkranzarterien dienen.
»Demnächst ist für Sie ein Kontrolltermin im externen Krankenhaus zur erneuten Koronarangiografie vorgesehen«, eröffne ich ihm.
»Nee, Frau Doktor, da will ick nich' hin! Mir jeht's ja im Moment besser. Ick hab' immer so 'ne Angst davor, und sterben muss ick doch sowieso. Jeden Abend denk' ick dran, det ick vielleicht nich' mehr uffwache un' sare dann beim Einschlafen immer: Jute Nacht, liebe Vollzugsanstalt.«
Er lacht.
Wir lachen beide.
Wir verabreden, dass er sich das mit der Koronarangiografie noch einmal überlegt.
Einige jüngere Patienten kommen noch zur Sprechstunde. Sie klagen über zeitweilige stechende Schmerzen in der linken Brustseite. Ich untersuche und beruhige sie, sage, dass wir zur Sicherheit ein EKG machen werden, dass aber nicht anzunehmen sei, dass sie an einer Herzerkrankung leiden.
Es ist auffällig, wie viele jüngere Patienten heute über unklare Brustschmerzen klagen und sehr verängstigt erscheinen. Die Zusammenhänge werden mir erst klar, als einer von ihnen plötzlich aggressiv wird: »Ich will hier schließlich noch lebend wieder rauskommen und nicht so enden wie M., der letzte Woche hier gestorben ist.«
Es ist ein häufig zu beobachtendes Phänomen, dass nach einem der insgesamt doch seltenen natürlichen Todesfälle im Justizvollzug plötzlich eine Reihe von Häftlingen über Herzbeschwerden klagt, auch junge, gesunde Patienten. Bei Nachfragen offenbaren

sich dann große Ängste, die Haftzeit nicht zu überleben, keine Zukunft mehr zu haben.
In dieser Sprechstunde werde ich anschließend noch mit einem sehr männlichen, aber nicht so alltäglichen Problem konfrontiert. Ein Patient, der seit vielen Jahren Diabetiker ist, möchte von mir zuerst sein letztes Blutzuckertagesprofil erläutert haben.
Ich erkläre und merke, dass er etwas fahrig zuhört. Dann höre ich, wie er leise sagt: »Ich habe da noch 'was. Ich habe nämlich einen Antrag auf eine Vakuumpumpe gestellt. Sie wissen ja am besten, dass ich zuckerkrank bin und dass es deswegen, ... na, deswegen klappt es eben nicht mehr so. Ich will nur, dass Sie mir dafür Ihr Okay geben.«
Zwei Tage später trifft sein Antrag ein, der formgerecht an den Vollzugsdienstleiter gerichtet ist. Der entscheidet nämlich über die Erlaubnis zum »Einbringen« bestimmter Gegenstände oder Verbrauchsartikel.
Der Patient schreibt also an den Vollzugsdienstleiter.
»... bin Diabetiker und beantrage eine Vakuumpumpe, Frau Doktor ist einverstanden.«
So einfach geht das natürlich nicht.
Ich bekomme den Antrag mit einer Anfrage des Vollzugsdienstleiters auf den Tisch.
»Besteht wirklich eine medizinische Notwendigkeit?«
Darüber muss ich mir dann doch Gedanken machen. Damit der Antrag durchkommt, muss ich die »medizinische Erfordernis« bescheinigen. Das Thema Sexualität gehört natürlich auch zum medizinischen Bereich, auch wenn sich im Vollzug andere Schwerpunkte ergeben als draußen. Im Alltag steht die Ausgabe von Kondomen durch die Arztgeschäftsstellen im Vordergrund, um die Ausbreitung von HIV-Infektionen einzudämmen.
Nach entsprechenden Untersuchungen in Haftanstalten ist hier der Anteil an homosexueller Aktivität höher als in der Allgemein-

bevölkerung. Denn ein Teil der Inhaftierten, die in Freiheit heterosexuell aktiv wären, steigt, vor allem bei längerer Haftzeit, auf homosexuelle Kontakte um.
Und ähnlich wie draußen werden auch hier in Haft Menschen, die sich nicht wehren können, zu sexuellen Handlungen gezwungen. Zwangsprostitution und Vergewaltigungen kommen vor, werden aber häufig gar nicht gemeldet.
Nur wenige haben die Möglichkeit, in den Langzeitsprechstunden von ihren Frauen besucht zu werden. Und das auch nur, wenn ihre Ehen oder Partnerschaften während der Haft weiterbestehen.

Frauen – Männer, Liebe im Knast

Heute herrscht besondere Aufregung im Haus, auch unter den Inhaftierten.
Am Vortag hatte es eine Geiselnahme gegeben.
Ein schon seit Jahren Inhaftierter hielt eine Vollzugsbeamtin mehrere Stunden in seiner Zelle fest und erklärte sich erst nach längeren Verhandlungen bereit, die Tür wieder zu öffnen. Er hatte es ein paar Tage zuvor geschafft, von innen einen Riegel zu installieren, ohne dass seine handwerkliche Tätigkeit aufgefallen wäre. Zum Glück kam es schließlich ohne Gewaltanwendung zur Freilassung der Beamtin.
In der heutigen Sprechstunde zeigt der Aufruhr seine Nachwirkungen. Mehrere Inhaftierte, die guten Kontakt zu dem Geiselnehmer haben, kommen wohl in erster Linie zu mir, um zu reden. Sie sind schockiert. Das hätten sie ihm nicht zugetraut, er sei immer so freundlich und umgänglich gewesen. Keiner hatte gemerkt, wie er von innen den Riegel anbaute, damit die Zellentür nicht von außen geöffnet werden konnte.
Einer ist ganz besonders entsetzt.
»Wie kann der denn so was machen? Man hat ihm überhaupt nichts angemerkt. Ich habe noch eine Stunde vorher mit ihm Karten gespielt, kann es gar nicht glauben! Ich hab' mich ja so darüber aufgeregt – ich würde das nie machen! Ich würde Sie doch nicht als Geisel nehmen, und auch keine Vollzugsbeamtin!«
Er grinst mich ein bisschen frech an.
»Dazu hätte ich viel zu viel Respekt vor Frauen!«

Mir fiel ein, dass ich noch vor einem Jahr Klagen hörte, er habe sich Beamtinnen beim Zellenaufschluss nackt präsentiert. Daraufhin war er zu mir in die Sprechstunde geschickt worden. Aber das hat er vielleicht schon vergessen, und ich will ihn nicht damit konfrontieren. Er ist nämlich kein ganz harmloser Patient. Ich kenne ihn seit Jahren, er leidet unter einer chronischen Psychose, ist jedoch mit seinen Psychopharmaka zur Erleichterung aller gut eingestellt. Als es ihm weniger gut ging, belästigte er mehrfach Beamtinnen auf der Station. Jetzt ist er voller Empörung. Er hat inzwischen auch Ausgänge, erscheint wirklich stabilisiert und erzählt in den Sprechstunden nun oft begeistert von den Frauen, die er schon kennengelernt habe.
»Mensch, Frau Doktor, ich hab' ja solche Chancen bei den Frauen!«
Er gibt nämlich Anzeigen auf und hat nun endlich die Gelegenheit, seine Briefpartnerinnen persönlich zu treffen.
»Alle wollen sich wieder mit mir treffen. Aber ich will mich nicht gleich so einlassen – mit Sex und so.«
Er lacht laut sein auffallend gutturales Lachen, das tief aus der Kehle zu kommen scheint. Die Krankenschwester und ich sehen uns an, auch ich muss lachen. Zumindest scheint ihm der Erfolg bei den Frauen gutzutun.
Aber ob er den Frauen auf Dauer guttut?
Doch das ist nicht mein Thema.
Viele Inhaftierte geben Anzeigen auf, in der Hoffnung, Kontakt zu Frauen zu finden, die sie dann auch besuchen. Oft sind die vor der Haft bestehenden Beziehungen wie von allein zerbrochen, aber manchmal zerbrechen auch die neuen durch unglückliche Verwicklungen oder die Umstände.
Ein Patient hatte mir öfter in warmherzigem Ton von »seiner Familie« berichtet. Er hatte eine Frau mit mehreren Kindern über eine Anzeige kennengelernt und eine Beziehung zu ihr aufgebaut.

Eines Tages kam er sehr unglücklich in die Sprechstunde und erzählte mir seine Geschichte.
Ein älterer Mitgefangener, der auf der gleichen Station untergebracht war, hat ihm die Frau ausgespannt. Der andere war bereits ausgangsfähig und hat diese Ausgänge genutzt, um sich mit eben dieser Frau zu treffen. Und sie hat sich mit ihm eingelassen. Ihre Adresse oder Telefonnummer muss er von seinem Knastbruder erfahren haben. Und sie hat vielleicht lieber den Spatz in der Hand als die Taube auf dem Dach? Für meinen Patienten, der noch keine Ausgänge hat, brach eine Welt zusammen. Er war eine Zeit lang richtig depressiv.
»Frau Doktor, ich bin so dankbar, dass ich Ihnen das erzählen kann. Sie hören mir sogar zu. Und ich weiß, dass Sie nichts weitererzählen. Hier laufen doch sonst die Nachrichten ins ganze Haus wie der Blitz.«
Immerhin.
Das war ein echtes Kompliment.

Als ich 1990 meine Tätigkeit in Tegel begann, gab es im medizinischen Dienst zwar einige Ärztinnen, aber keine Krankenschwestern sondern nur -pfleger. Seitdem wurden nach dem Grundsatz, dass Frauen die gleiche Arbeit wie Männer leisten können, im Weißen und im Grauen Dienst immer mehr Frauen eingestellt. Sie übernehmen die gleichen Aufgaben wie die männlichen Kollegen. Trotzdem gibt es Situationen, die die Diskussion über »Frauen im Justizvollzug« neu entfachen.
Bei Ausführungen in externe Krankenhäuser werden bei Inhaftierten, die als besonders gefährlich gelten, nur männliche Begleiter eingesetzt. Dem Krankenpflegedienst, der eine Begleitperson bei geplanten Ausführungen stellen muss, wird dann nur mitgeteilt, dass ein Krankenpfleger, keine Krankenschwester, zu stellen sei. Die dazu eingeteilten Krankenpfleger kommentieren das sar-

kastisch: »Angeblich können Frauen doch die gleiche Arbeit machen wie wir!«

Die Bedenken, durch Frauen könne das Sicherheitsrisiko steigen, kommen immer wieder zur Sprache. Sie erhalten zwar die gleiche Schulung, auch im Dienst an der Waffe, verfügen aber im Allgemeinen doch nicht über die gleichen Körperkräfte wie ihre männlichen Kollegen. Der Einsatz von Schusswaffen und die mögliche Verletzung eines Menschen kollidieren mit dem Selbstverständnis eines jeden Heilberufs und machen generell die besondere Arbeitssituation der Krankenpflegekräfte deutlich.

Der Gebrauch von Schusswaffen ist zwar selten, er kann aber jederzeit erforderlich werden. Obwohl bei Ausführungen im Regelfall der Vollzugsbeamte die Waffe trägt, geschieht es gelegentlich, dass der Begleiter vom Weißen Dienst sie übernehmen muss. Schon bei dem vergleichsweise simplen Anlass, dass Vollzugsbeamte in einer Rettungsstelle beim Anblick von Verletzungen Schwäche zeigen und schlimmstenfalls in Ohnmacht fallen. Dann greift diese Regel.

In Diskussionen über den Waffengebrauch hörte ich von Krankenpflegern oder -schwestern oft, dass nicht zu schießen die ungefährlichere Lösung sei. Zum Glück kommt es nicht häufig vor, es ist sehr selten, dass Flüchtende getötet und dazu auch noch Passanten durch Querschläger verletzt werden. Aber immerhin, nach Dienstvorschrift und je nach Situation wird auch geschossen.

Schon allein diese Erwägungen und Risiken sind eine enorme Belastung für alle Mitarbeiter, die bei Ausführungen von Inhaftierten beteiligt sind. Sie sind auch der Grund, dass Ausführungen sehr ungern gemacht werden.

Dass Frauen den oft durch Bodybuilding gut trainierten Inhaftierten körperlich unterlegen sind, kann bei einem hohen Frauenanteil im Dienst zum Problem werden. Es bleibt dann bei der alten Übung: Wenn Gewaltanwendung erforderlich ist, bei Schlägereien oder Verbringung eines randalierenden Inhaftierten in den besonders gesicherten Haftraum, stehen weiterhin Männer in der ersten Reihe.

Ich habe auch erlebt, dass bei einer Schlägerei zwischen zwei hochaggressiven Gefangenen auf einer Station, als gerade nur zwei Vollzugsbeamtinnen anwesend waren, ein dritter Gefangener half, die Kontrahenten zu trennen. Er selbst wurde verletzt, als er den beiden Beamtinnen zu Hilfe kam.

Auch ich bin natürlich froh, wenn ich bei der Untersuchung eines aggressiven, unberechenbaren Inhaftierten starke Männer an meiner Seite habe.

Zu Beginn meiner Tätigkeit als Ärztin im Justizvollzug spürte ich Vorbehalte gegen mich, die manchmal auch sehr freimütig geäußert wurden. Von den damals ausschließlich männlichen Pflegern waren einige der festen Überzeugung, mit einer Ärztin entstünde mehr Arbeit als mit einem Arzt, weil mehr Inhaftierte in die Sprechstunde kämen. Ja, sie würden bestimmt viel häufiger kommen, schon in der Hoffnung, von einer Frau eher das Gewünschte zu erhalten oder in der Annahme, auf eine Frau eher Druck ausüben zu können.

Es kann sein, dass am Anfang mehr Betrieb gewesen ist, weil viele neugierig waren. Und weil einzelne Inhaftierte hofften, durch ihren Charme von mir Vergünstigungen zu erhalten.

Bei Misserfolg hören solche Bemühungen auch im Knast schnell auf. Bei entsprechend kühler Reaktion lässt der Eifer der Tester sehr bald wieder nach.

Denn zweifelsfrei wird jeder neue Arzt und jeder andere Neue im Vollzug erst einmal auf Schwachstellen abgeklopft. Das ist völlig normal und völlig unabhängig vom Geschlecht.

Nach den Jahren ihres vermehrten und erfolgreichen Einsatzes im Krankenpflegedienst und im Vollzug ist der Anblick von Frauen

keine revolutionäre Erscheinung mehr, sondern inzwischen Normalität geworden.
Die aufgeregten Gemüter haben sich beruhigt.
Was gab es früher für Bedenken gegen Frauen im Männervollzug!
Sie seien weicher, meinte man.
Sie seien dem Dienst körperlich nicht gewachsen, hieß es.
Sie sind Frauen, wurde gewarnt.
Bei letzterer Behauptung lag niemand daneben.
Aber nicht nur Sicherheitsfragen, sondern auch die Gefahr von Beziehungsverwicklungen spukte in den Köpfen herum.
Liebesbeziehungen zwischen Männern gab es schon immer.
Unter den Inhaftierten, unter dem Personal und in seltensten Fällen auch zwischen Personal und Inhaftierten.
Ein weites Feld also.
Insgesamt und trotz mancher Schwierigkeiten habe ich den Eindruck, dass die vermehrte Beschäftigung von Frauen im Justizvollzug die Atmosphäre eher entspannt.
Dies beruht sicher auf den grundsätzlichen Unterschieden im männlichen und weiblichen Verhalten.
Und die gegenseitige Ergänzung im Alltag des Vollzugs trägt auch zu Ausgleich und Beruhigung bei.

Frauen, Männer, Liebe im Knast – ich kann nur feststellen, dass weder die Moral noch die Sicherheit meines Knastes durch das inzwischen ganz normale Vorhandensein von Frauen im Dienst gefährdet worden wäre.
Es gab aber und es gibt Liebesbeziehungen, Lebensgemeinschaften und Ehen von und zwischen Frauen und Männern, die in einer Justizvollzugsanstalt arbeiten. Das ist wie in fast jedem größeren Betrieb außerhalb der Mauern.
Es gab und gibt auch sehr vereinzelt Liebesaffären zwischen Inhaftierten und Mitarbeiterinnen des Vollzugs.

Gerade Vollzugsbeamtinnen haben auf den Stationen besonders engen Kontakt zu den Häftlingen. Sie sind als Gruppenbetreuerinnen Ansprechpartner auf der Station. Die Inhaftierten haben nachmittags und abends »Aufschluss«. Die Zellentüren stehen offen und die Inhaftierten können sich auf den Stationen frei bewegen, sich gegenseitig besuchen, gemeinsam kochen und anderes mehr. Morgens um 6 Uhr 30 sind Wecken und »Lebendkontrolle« angesagt. Von den Inhaftierten mag das Wecken unterschiedlich empfunden werden. Denn es ist sicher ein Unterschied, von einem Mann oder von einer Frau geweckt und der Lebendkontrolle unterzogen zu werden.

Wenn sich aus den Begegnungen zwischen Inhaftierten und Mitarbeitern des Vollzugs eine Liebesbeziehung entwickelt, bleibt dies, wie das meiste im Knast, nicht lange verborgen. Sobald es bekannt wird, hat es drastische Konsequenzen. Egal, ob ein Insasse seinen Charme in erster Linie einsetzte, um sich Vorteile zu verschaffen, oder ob es sich um eine Gefühlsbeziehung handelt, die weibliche Betroffene wird unmittelbar vom Dienst suspendiert.

Mir selbst ist es in der Knastzeit nicht passiert, dass ich mich in jemanden verliebt hätte. Aber es wäre doch auch nicht ganz auszuschließen gewesen.

Eines Morgens wachte ich schweißgebadet auf und war froh und erleichtert, mich zu Hause in meinem Bett zu befinden. Langsam kehrte ich in die Wirklichkeit zurück. Es war ein Traum. Im Traum hatte ich mich mit einem Inhaftierten aus dem Haus getroffen, das ich medizinisch betreue. Er hatte unbegleiteten Ausgang, es waren also keine Beamten dabei. Wir hatten uns jenseits der Mauern verabredet. Er war sehr angenehm im Umgang, und unser Beisammensein entwickelte sich recht nett.

An irgendeinem Punkt muss mein Unbewusstes rebelliert haben. Schon im Traum überfiel mich großes Erschrecken, weil ich mich auf verbotenem Terrain bewegte. Mit meiner unüberlegten Ver-

abredung riskierte ich meinen Job. Die Geschichte würde herauskommen, konnte gar nicht geheim bleiben. Ich verstand mich selbst nicht mehr. Wie hatte ich mich so leichtsinnig in Gefahr begeben können.
Ich erwachte.
Und ich war heilfroh, nur geträumt zu haben.
Zum Thema passt noch folgende Geschichte.
Neben meinem Dienst besuchte ich außerhalb der Mauern eine Fortbildungsveranstaltung. In einer Fallvorstellung ging es um einen Patienten, dessen erwachsene Tochter es sich in den Kopf gesetzt hatte, einen Häftling aus einer JVA zu heiraten. Er war sehr unglücklich darüber. Er schien besonders schwer zu verkraften, dass der zukünftige Schwiegersohn ein Gewaltdelikt begangen hatte. Der Vater hatte schlicht Angst um seine Tochter. Die jedoch hielt zu ihrem Erwählten und glaubte fest daran, dass er nicht schuldig war. Denn seine Schuld bestritt der Mann, trotz erdrückender Beweise.
Es wurde schon des öfteren über die Faszination geschrieben, die Schwerkriminelle wie Mörder und Totschläger auf manche Frauen ausüben, die sich in sie verlieben und manchmal auch, trotz gegenteiliger Beweise, an deren Unschuld glauben.
Auch ich kann über die Motive dieser Frauen nur spekulieren. Bei manchen mag eine Art »Erlöserinstinkt« vorhanden sein, der sie als einzige zu diesem Mann halten lässt. Damit erhält auch diese Liebe etwas Besonderes. In ihrer Einzigartigkeit scheint sich diese Beziehung über alles Alltägliche zu erheben. Damit wird vielleicht auch eine größere Hoffnung auf Dauerhaftigkeit verbunden. Wenn diese Frau die einzige ist, die zu diesem Mann hält, dann scheint er auf sie angewiesen und für immer mit ihr verbunden zu sein.
Wenn die Frau, wie er selbst, auch noch von seiner Unschuld überzeugt ist, dann ist diese sie verbindende Überzeugung wie das

Siegel ihrer Liebe, die allen Anfechtungen von außen standhalten soll. Damit kreieren sie ihre eigene Welt, auch wenn diese von außen betrachtet wie eine »folie à deux« anmuten mag.
Die Schwierigkeiten beginnen oft erst nach der Entlassung des Inhaftierten, wenn die Konfrontation mit dem Alltag draußen unumgänglich wird.

Alltag in der Knastpraxis

Mitten in der Sprechstunde sind plötzlich lautes Klopfen und Rufe aus dem Warteraum zu hören. Krach und Klopfen sind stärker als sonst so manches Mal, wenn den Wartenden die Zeit zu lang wird und sie trommeln und »Musike« machen.
Der Krankenpfleger geht hinaus.
»Kommen Sie schnell, Frau Doktor, ein Notfall!«
Draußen in dem engen Warteraum liegt ein Mann bewusstlos am Boden, die anderen stehen herum und geben Kommentare, die man besser überhört.
Ich denke an einen Herzinfarkt oder eine Herzrhythmusstörung. Der Mann ist mir als Patient gut bekannt.
Er hatte bereits vor zwei Jahren, noch in Freiheit, einen Herzinfarkt und musste reanimiert werden. Ich bücke mich, kann zum Glück schwach den Puls am Hals tasten und merke, dass der Patient langsam wieder zu sich kommt. Der Blutdruck ist sehr niedrig. Vielleicht war die kurze Bewusstlosigkeit doch nur durch einen plötzlichen Blutdruckabfall bedingt.
Wir schreiben gleich ein EKG im Nebenraum.
Kein Hinweis auf einen frischen Infarkt. Sicherheitshalber nehmen wir auch Blut ab, um einen Herzinfarkt endgültig auszuschließen.
Der Patient fühlt sich bald wieder wohl, hat keine Schmerzen.
»Ich würde Sie gern für ein paar Tage zur Beobachtung ins Haftkrankenhaus verlegen.«

»Nee, nee, da halt' ick es nich' aus! Da will ick nich' hin. Hier inne Zelle, da hab' ick meene Ruhe.«

»Aber Sie müssen versprechen, dass Sie sich sofort melden, wenn es Ihnen wieder schlechter gehen sollte.«

Dann erzählt er noch einmal, wie schlimm er damals den Infarkt erlebt hat, vor allem die mehrfachen Reanimationen.

»Dit war schrecklich damals, Doc. Ick hab' da soviel mitjekriecht. Plötzlich sah ick dann mir selba da liejen, Doc. Dann die Elektroschocks. Ick hab' alle Leute im Raum jesehen, und die dachten, ich krieje nix mit. Jibt's denn dit, Doc? So wat?«

Ich erzählte ihm, dass es schon viele solcher Berichte gibt von Menschen, die klinisch tot waren.

Ein paar Wochen später erscheint er in der Sprechstunde und erzählt, er sei nun »ausgangsfähig«, er darf das Gefängnis für mehrere Stunden verlassen, anfangs jedoch nicht allein, sondern in Begleitung eines Beamten.

»Also Doc, ick hab' mal 'ne Frage. Ick hab' jehört, da jibt et so Sportgruppen für Herzkranke. Da will ick hin und ick kann ja jetzt alleene 'raus!«

Er möchte, dass ich befürworte und für notwendig erkläre, dass er draußen an einer Koronarsportgruppe teilnimmt. Er wolle sein Herz trainieren, um noch ein bisschen zu leben.

»Ick will noch 'n paar Jahre machen, dit kann et doch noch nich' jewesen sein!«

Ich spüre seine Ängste hinter dem gespielt burschikosen Ton, verstehe auch, dass er etwas tun möchte, um den Verlauf seiner Erkrankung positiv zu beeinflussen. Mit seinen 45 Jahren zählt er noch zu den jüngeren Herzpatienten, berichtet aber des öfteren, dass sein »Herzkasper« ihn wieder geplagt habe.

Organisatorisch ist die Teilnahme an einer externen Herzsportgruppe nicht ganz unproblematisch. Und innerhalb des Vollzugs ist zu befürchten, dass sofort eine Reihe anderer herzkranker

Patienten ähnliche Ansprüche anmelden, die jedoch nicht zu realisieren wären, solange sie noch nicht zu Ausgängen zugelassen sind. Aber hat der Patient nicht auch ein Recht, sich um die Verbesserung seines Gesundheitszustands zu sorgen?
Ich bin in der typischen Zwangslage des Arztes im Vollzug, erlebe wie so häufig die Diskrepanz zwischen Theorie und praktischer Durchführbarkeit. Wie sollte eine ständige Überwachung oder teilweise Fesselung, wie sie bei Ausführungen vorgesehen ist, bei sich sportlich betätigenden Patienten aussehen? Sollte ein Beamter, der sportlich gut trainiert ist, nebenher laufen?
Auch bei Leitern externer Einrichtungen stoße ich nicht immer auf Verständnis, wenn ich einen inhaftierten Patienten zur Teilnahme an einer Sportgruppe anmelden möchte. Denn da ist die Angst, die anderen Teilnehmer könnten mit Befremden auf das Erscheinen eines Strafgefangenen reagieren.
Aber mein Patient hat Glück.
Wir finden eine Gruppe.
Der betreuende Arzt ist einverstanden, ihn zu den ersten drei Terminen in Begleitung eines Vollzugsbeamten zu empfangen. Die anderen Teilnehmer können dies offenbar auch verkraften, und nach drei Terminen kann er schon alleine kommen, denn bei den vorausgegangenen Ausgängen hatte es keine Probleme gegeben.
Jedes Mal, wenn ich ihm begegne – als Gärtnereiarbeiter hat er in den Grünanlagen auf den Höfen zu tun –, berichtet er fröhlich von seinen Fortschritten. Er sei durch den Sport wieder körperlich belastbarer und fühle sich viel wohler. Nicht mehr lange, dann werde er entlassen.
Ich bin froh, als er die JVA tatsächlich lebend verlässt. Bei seiner Entlassung gebe ich ihm alle wichtigen Unterlagen mit, in der Hoffnung, dass ihm auch draußen weiterhin die Sorge für die eigene Gesundheit »am Herzen« liegt.

Es ist oft bemerkenswert, mit welcher Hartnäckigkeit Patienten in Haft ihre gesundheitlichen Interessen vertreten und auf gesundheitserhaltenden Maßnahmen bestehen. Doch nach der Entlassung rückt die Sorge um die eigene Gesundheit oft rasch wieder in den Hintergrund. Das erleben wir manchmal, wenn Patienten innerhalb kurzer Zeit eine erneute Haftstrafe antreten müssen. Die zuvor verordneten Medikamente wurden draußen einfach vergessen, notwendige Untersuchungstermine nicht wahrgenommen. Als Begründung wird oft angegeben, es habe draußen an Zeit gefehlt.

Gegen Mittag erhalte ich die Mitteilung, dass noch zwei Arrestuntersuchungen anstehen.
Diese Untersuchungen gehören zu den unangenehmeren Aufgaben eines Anstaltsarztes und haben mit medizinischer Tätigkeit wenig zu tun. Die ärztliche Untersuchung ist Pflicht, bevor ein Arrest vollstreckt werden darf.
Der Arrest ist eine vollzugsinterne Strafmaßnahme.
Der Inhaftierte wird für mehrere Tage in einem Kellerraum untergebracht, der wie ein besonders gesicherter Haftraum zur medizinischen Überwachung ausgestattet ist. Es ist ein rundum gekachelter Raum mit einer Matratze, Toilettenbecken und Wasserzugang. Der Inhaftierte wird, wie bei der Unterbringung aus medizinischen Gründen, vor dem Raum entkleidet und erhält andere Kleidung, um das Einbringen von gefährlichen Gegenständen zu verhindern. Maximal können bis zu 28 Tage Arrest verhängt werden, meist sind es drei bis sieben.
Einmal am Tag erhält der Inhaftierte eine Freistunde zum Hofgang, abgesondert von den anderen.
Die Reaktion der Inhaftierten auf die Verkündung einer Arreststrafe ist sehr unterschiedlich. Manche fügen sich willig in ihr Schicksal, erkennen die Strafe als verdient an, andere werden

wütend und aggressiv. Sie drohen manchmal auch mit Selbstmord, behaupten, sie hätten keine Hemmungen, mit dem Kopf gegen die Wand zu rennen.

Einmal gab es den Fall, dass ein Inhaftierter es schaffte, aus der Umrandung einer Wolldecke eine Schlinge zu knüpfen, mit der er sich dann erdrosselte.

Für mich ist es nicht leicht, in den wenigen Minuten der Untersuchung hysterisches Agieren von echter Verzweiflung zu unterscheiden, doch ich muss auf dem Formular ankreuzen, ob der Inhaftierte aus ärztlicher Sicht arrestfähig ist oder nicht.

Der erste Kandidat wird von zwei Beamten hereingeführt. Ich frage ihn, ob er sich gesund fühle und wie viele Tage Arrest er habe.

»Fünf Tage nur, ich bin gesund. Ich bringe die fünf Tage im Bunker schon 'rum. Hab' ja schließlich gewusst, was mir droht, als ich den Alkohol angesetzt hab'.«

Er hatte »Aufgesetzten« produziert. Zehn Liter wurden in seiner Zelle gefunden. Das ist selbstgebrauter Alkohol, meistens mit etwas Hefe, natürlich illegal aus der Bäckerei entwendet, und mit Äpfeln angesetzt. Das Gebräu soll schrecklich schmecken, erfreut sich aber großer Beliebtheit und wird immer wieder produziert. Manchmal wird es bei routinemäßigen Zellenkontrollen gefunden. Die nicht rechtzeitig sichergestellten Vorräte werden von den Inhaftierten heimlich konsumiert. Nur gelegentlich fallen randalierende alkoholisierte Inhaftierte auf, bei denen dann auch Alkoholspiegel von über zwei Promille gemessen werden.

Wegen seiner enthemmenden Wirkung ist Alkohol im Gefängnis viel mehr gefürchtet als andere Drogen.

Durch die Personaleinsparungen sind immer weniger Vollzugsbeamte im Einsatz. Da kann es schon schwierig werden, mehrere gleichzeitig randalierende Inhaftierte kampfunfähig zu machen. Gelegentlich gibt es auch so gut getarnte Verstecke für die verbotenen Alkoholvorräte, dass nur der Zufall zur Entdeckung führt.

Einmal tropfte es aus der Deckenverkleidung, wo Kunststoffplatten die Rohrleitungen verdecken, auf den Stationsflur. Das Tropfen kam aber nicht etwa aus einer undichten Wasserleitung, sondern aus einem Reservoir für hochprozentigen Inhalt. Ein Inhaftierter hatte die Idee und die handwerklichen Fähigkeiten, selbst gebrauten Alkohol im Inneren seines Heizkörpers in Sicherheit zu bringen. Ein kaum auffindbares Versteck, das nur durch puren Zufall entdeckt wurde.
Der zweite Arrestkandidat ist verzweifelt.
Er erklärt, an Klaustrophobie zu leiden.
»Ich halte das da allein nicht aus. Wenn die mich da runterbringen, das überlebe ich nicht, Frau Doktor, das werden Sie sehen.«
Er zittert, ist stark erregt. Da ich ihn nicht kenne, sich in der Akte aber mehrere Einträge von psychiatrischen Untersuchungen finden, beschließe ich, ihn vor einer Entscheidung über seine Arrestfähigkeit noch dem Psychiater vorzustellen.
Ein paar Tage später komme ich nach einer Sprechstunde in einem anderen Haus mittags zurück in »mein« Haus, kurz bevor alle arbeitenden Inhaftierten nach der Pause und der Zählung wieder zur Arbeit ausrücken. Als ich die Arztgeschäftsstelle betreten will, kommt mir schon ein Krankenpfleger mit einem Blutdruckmessgerät entgegen.
»Ich geh' mal eben auf Station 5, es kam gerade ein Anruf, jemand schläft da so tief!«
Ich werde hellhörig, frage nach.
»Der Beamte hat eben angerufen und gesagt, der Mann ist wohl so müde, dass er sich jetzt nicht wecken lässt. Heute Vormittag war er aber arbeiten und ist auch ganz normal zur Mittagspause wieder reingekommen.«
»Ich komme mit«, sage ich.
Vorsichtshalber nehmen wir den Notfallkoffer mit. Der Patient liegt in seiner Zelle auf dem Bett. Ich sehe sehr schnell, dass er tief

bewusstlos ist. Er reagiert nicht einmal auf Schmerzreize. Am Arm ist ein frischer Einstich zu sehen. Der Puls ist schwach, die Atmung verlangsamt. Zum Glück ist leicht eine Vene zu finden, in die ich sofort das Gegenmittel für Opiate injiziere.
Er wird langsam wieder wach.
Das war eine riskante Situation.
Ich bin froh, dass ich im richtigen Moment ins Haus gekommen bin und gleich den Krankenpfleger traf.
Die Nachricht des Stationsbeamten, »er schläft so tief, ich kriege ihn nicht wach«, hatte sich zunächst wohl eher harmlos angehört. Daher kam nicht sofort der Gedanke an einen schweren Notfall auf, bei dem ich umgehend benachrichtigt worden wäre. Ich injiziere noch eine zweite Ampulle, denn der Patient wird wieder schläfrig und droht »wegzukippen«.
Die Drogendosis wirkt noch einige Zeit nach. Häufig ist es erforderlich, das Gegenmittel mehrmals zu verabreichen. Gleichzeitig alarmieren wir die Feuerwehr. Der Patient muss zur weiteren Überwachung ins Krankenhaus verlegt werden.
Als er zunehmend wacher wird, reagiert er sehr unwirsch. Er ist überhaupt nicht froh, aus seinem lebensbedrohlichen Zustand gerettet worden zu sein. Es passt ihm nicht, dass er aus seinem Rausch in die raue Wirklichkeit zurückgeholt wurde.
»Warum tun Sie mir das an? Ich wär' viel lieber nich' mehr aufgewacht!«
Es soll tatsächlich körperlich sehr unangenehm sein, durch ein Gegenmittel aus dem Drogenrausch wieder in die Wirklichkeit versetzt zu werden und dabei gleichzeitig Entzugserscheinungen zu spüren, weil die Drogenwirkung schlagartig aufgehoben ist.
Ich bin trotzdem sehr froh, den Patienten am Leben erhalten zu haben, auch wenn dieser mit seinem Dasein im Augenblick völlig unzufrieden ist.

Nachmittags ist eine Vollzugsplankonferenz für einen älteren Inhaftierten angesetzt. Dabei geht es u. a. um die Entscheidung, ob und ab wann Lockerungen der Haft durch Ausgang oder Ähnliches möglich sind. Im Allgemeinen bin ich bei diesen Konferenzen nicht anwesend, da es sich nur um Fragestellungen handelt, die den Vollzug betreffen.

Aber heute geht es um einen meiner Patienten, dessen Gesundheitszustand sich in letzter Zeit verschlechtert hat. Ich wurde um Teilnahme gebeten.

Der Mann ist zunehmend desorientiert und zeigt erkennbar Verwahrlosungstendenzen. Er ist erst 64 Jahre alt, wirkt aber deutlich älter und muss vom Krankenpflegedienst immer intensiver betreut werden. Jeden Morgen muss er zur Arztgeschäftsstelle, damit er seine Medikamente unter Aufsicht des Pflegepersonals einnimmt. Wegen dieser in wenigen Monaten erfolgten Verschlechterung seines geistigen Zustands wurde er auch schon einem externen Psychiater vorgestellt, der bei ihm die Mischform einer Demenzerkrankung feststellte.

Der Patient selbst scheint sich der Verschlechterung seines geistigen Zustands nicht bewusst zu sein. Er hat sogar noch große Pläne für die Zeit nach der Haft. In neun Monaten soll er nämlich entlassen werden und dann möchte er in einer anderen Großstadt endlich ein Studium aufnehmen, von dem er wohl schon immer geträumt hat.

»Ich wollte schon immer Meeresbiologie studieren, dann habe ich endlich Zeit«, erzählt er öfter.

Gegenwärtig bin ich nur froh, dass es auf seiner Station hilfsbereite Mitgefangene gibt, die sich um ihn kümmern und ihn ein wenig betreuen. Von krankenpflegerischer Seite wäre diese Betreuung nicht zu leisten.

Es gibt zu wenig Stellen, um eine Betreuung wie im Krankenhaus oder auf einer Pflegestation durchführen zu können. Für die Teilanstalt mit über 200 Insassen, überwiegend »Langstrafern«, stehen üblicherweise nur zwei bis drei Krankenschwestern oder -pfleger zur Verfügung, und das eben nur zwischen 6 und 14 Uhr. Dabei gibt es schon häufiger Probleme in der Versorgung, da viele Ältere eine intensivere Betreuung brauchen. Zahlreich sind die, die mehrere chronische Erkrankungen haben und täglich viele Medikamente nehmen müssen. Manche sind schon so vergesslich, dass sie allein die Übersicht verlieren. Bei ihnen müssen sämtliche Medikamente wie im Krankenhaus von den Krankenpflegekräften in Dispensern, den kleinen Schachteln mit Fächern für Tabletten, gekennzeichnet mit der Einnahmezeit, einsortiert und täglich oder für mehrere Tage ausgegeben werden. Manchmal vergessen sie, morgens zur Arztgeschäftsstelle zu kommen, und der Pflegedienst muss auf der Station anrufen, damit sie heruntergeschickt werden.

Gelegentlich kommt dann ein Rückruf vom Stationsbeamten.

»Der hat heute keine Lust aufzustehen und will noch schlafen.«

Dann fragen wir uns schon, was wir da leisten sollen.

Ohne die personellen Möglichkeiten eines Krankenhauses oder einer Pflegestation.

Wie viel Fürsorgepflicht hat der medizinische Dienst eigentlich? Wie intensiv müssen wir uns um Patienten kümmern, die ihre eigene gesundheitliche Versorgung boykottieren?

Es geht auch um die vielen kleinen Verrichtungen des täglichen Lebens, die von Inhaftierten nicht mehr selbstständig bewerkstelligt werden. Ich freue mich, als ein Knastkollege meines Patienten, der aber geistig noch viel beweglicher ist, mir in der Sprechstunde fröhlich offenbart, dass er mit dem alten Mann oft unter die Dusche gehe, ihn auch rasiere und motiviere, seine Kleidung gelegentlich zu wechseln.

»Der alte Mann braucht eben Hilfe!«

Er lacht laut. Denn er ist selbst nur zwei Jahre jünger. Vielleicht

fördert das enge Miteinander auf den Stationen doch gelegentlich die soziale Kompetenz, auch ohne dass der Vollzug aktiv eingreifen muss?
Ich bin mir der extremen Situation bewusst. Für manche Inhaftierte mag es das erste Mal in ihrem Leben sein, dass sie jahrelang auf begrenztem Raum, sehr eng mit teilweise denselben Personen zusammenleben und sich mit diesen, ihnen ursprünglich fremden Menschen arrangieren müssen.
Außer der Teilanstaltsleitung und der betreuenden Sozialarbeiterin, sind auch Vollzugsbeamte, die meinen Patienten kennen, bei der Vollzugsplankonferenz anwesend. Er selbst ist nicht dabei. Es geht darum, wie er nach Ablauf der Haftzeit untergebracht wird. Das ist ein Problem, das er nicht sieht. Er hätte am liebsten eine eigene Wohnung. Doch würde er ohne ständige Betreuung völlig verwahrlosen, keine Medikamente gegen seine Zuckerkrankheit einnehmen. Er könnte schnell in einem lebensbedrohlichen Zustand landen. Es ist schwer, ihm dies zu vermitteln, da seine Selbsteinschätzung völlig von der Realität abweicht. Es wird noch großer Überredungskunst bedürfen, um ihm eine geeignete geriatrische Senioreneinrichtung schmackhaft zu machen.
»Mal sehen, wie ich ihn dazu bringe, mit mir wenigstens 'mal ein Seniorenheim zu besichtigen«, meint seine Gruppenleiterin.
An ihr hängt die Hauptarbeit.
Die mit dem Älterwerden verbundenen Probleme existieren natürlich auch im Strafvollzug.
Dies wird aber in der Öffentlichkeit kaum wahrgenommen.
In »meinem« Langstraferhaus wird mir dies besonders bewusst. Viele Inhaftierte kenne ich bereits seit Anfang der neunziger Jahre. Im Lauf der Zeit haben einige Männer ernsthafte körperliche Erkrankungen entwickelt. Es sind nicht nur, aber vor allem Herz- und Stoffwechselerkrankungen. Nicht selten kommen rheumatische und andere Erkrankungen des Skelettsystems hinzu.

Die Zunahme an Erkrankungen erfordert eine deutlich intensivere medizinische Betreuung mit entsprechend häufigeren und aufwendigeren externen Untersuchungen. Noch schwieriger wird es allerdings, wenn die Häftlinge zusätzlich Demenzerkrankungen entwickeln, seien es Alzheimer oder auf Durchblutungsstörungen beruhende Gehirnveränderungen, die man schlicht »Verkalkung« nennt.
Für diese Patienten gibt es innerhalb des Vollzugs keine Einrichtung mit erhöhtem Personalschlüssel, die ihren Bedürfnissen gerecht werden könnte. Die stationäre psychiatrische Abteilung im Justizvollzug kann nur akut behandlungsbedürftige Patienten aufnehmen. Es gibt dort keine Bettenkapazitäten, um pflegebedürftige, demente Patienten für längere Zeit unterzubringen. Die Einrichtung einer geriatrischen Abteilung ist immer wieder im Gespräch, aber es müssten mehr Pflegekräfte eingestellt werden, um dem erhöhten Betreuungsaufwand gerecht zu werden.
In all diesen Zusammenhängen stellt sich immer wieder die äußerst vielschichtige Frage, wie lange Haft vollzogen werden kann. Zu bedenken ist aber eines: Auch Menschen in zeitweiliger geistiger Umnachtung können noch Straftaten begehen.
Menschen sind eben zu mehr fähig, als man ihnen im Allgemeinen zutraut.
Im Guten wie im Schlechten.

Ich bin wieder in meiner Geschäftsstelle.
Ein kleiner, etwas untersetzter Mann kommt mit einem breiten Grinsen ins Zimmer. Ich kenne ihn nur als lächelnden Patienten. Selbst wenn er gesundheitliche Beschwerden vorbringt, lächelt er. Dann frage ich mich oft, ob er überhaupt krank sein kann. Auch wenn ich ihn auf dem Hof oder im Haus treffe, ruft er schon von weitem fröhlich: »Guten Tag, Frau Ärztin, wie geht es Ihnen? Sind Sie gesund?«

Sein Lachen erinnert an einen orientalischen Märchenerzähler. Auch als Verkäufer auf einem Basar kann man sich ihn sehr gut vorstellen.
Heute klagt er über Reizhusten. Er gibt dann auch gleich eine Kostprobe seiner Hustenanfälle, hustet mir laut etwas vor.
»Hallo! Es reicht!«
»Aber hören Sie, Frau Ärztin, sehen Sie, so geht das auch die ganze Nacht!«
Seiner Meinung nach bräuchte er unbedingt Hustensaft.
»Sie wissen, den mit den Blumen auf der Verpackung und die kleine Packung mit den Tropfen, na, Sie wissen schon, die mit den japanischen Buchstaben.«
Er meint Chinaöl, ebenfalls sehr beliebt bei den Inhaftierten. Ich höre seine Lunge ab. Es gibt keinen auffälligen Befund. Aber ich lasse ihn mit den Hustenmedikamenten versorgen.
Prompt fällt ihm ein, dass er kleine Hautirritationen im Bartbereich hat, wofür er die besonders gute und sanfte Rasiercreme brauche. Als der Krankenpfleger die Schublade öffnet, fällt ein begehrlicher Blick auf eine Hautcreme.
»Ach, die brauche ich auch, die können Sie mir auch gleich geben«, meint er, wie immer lachend.
»Ich habe wirklich oft Juckreiz, und meine Haut ist so trocken.«
»Komm jetzt, hau ab, verschwinde, du willst doch nur noch immer mehr abgreifen!«, sagt der Pfleger genervt.
Ich stehe auf, um dem Patienten klarzumachen, dass es jetzt reicht und die Sprechstunde für ihn nun wirklich beendet ist.
Er grinst entschuldigend und schlüpft durch die Tür.
Auch wenn er immer wieder versucht, so viel wie möglich abzustauben, kann man ihm nicht richtig böse sein, denn es ist angenehm, ab und zu einen fröhlichen Patienten zu erleben. Klagen und Jammern, auch bei geringfügigen Beschwerden, sind nicht selten. Der Anteil der Menschen, die zu hypochondrischer Selbst-

beobachtung neigen, ist im Strafvollzug besonders hoch. Das relativ isolierte Leben der Inhaftierten mit wenig Ablenkung führt dazu, dass jedes kleine Unwohlsein, das man heutzutage gern »Befindlichkeitsstörung« nennt, sehr hoch bewertet wird.
Ich klingle.
Der Nächste ist groß, schlank, Mitte dreißig. Schon bevor er sich gesetzt hat, beginnt er zu reden: »Also, Frau Doktor, Sie müssen mich unbedingt ein paar Tage krankschreiben, so geht das nicht weiter. Ich kann überhaupt nicht mehr schlafen, der Typ nebenan klopft nachts die ganze Zeit gegen die Wand. Der spinnt total! Ich glaube, der hat es auf mich abgesehen. Ich weiß überhaupt nicht, was das soll.«
Er sieht in der Tat etwas erschöpft aus.
»Und dann ist da noch so ein Vogel, der sitzt so schräg vor meinem Fenster auf dem Dach!«
Er flüstert nun fast.
»Ich glaube, der hat's auch auf mich abgesehen. Das ist 'ne Krähe, die krächzt dann plötzlich so laut, das ist einfach nicht auszuhalten, geht mir echt auf'n Senkel!«
Er ist wirklich beunruhigt, meint, der Vogel habe etwas mit ihm zu tun, sitze absichtlich vor seinem Fenster. Er befindet sich in einem unheimlichen Szenario, dessen Sinn er nur noch nicht versteht.
»Hier gibt es doch so viele Krähen! Da setzt sich eben auch einmal eine vor Ihr Fenster«, sage ich.
»Nee, nee«, ereifert er sich. »Sie glauben mir wohl nicht, ich weiß sicher, dass die es auf mich abgesehen hat, das regt mich ja so unheimlich auf! Das ist nämlich ganz unheimlich!«
Ich sehe, es wird ihm im Augenblick nicht möglich sein, im Gespräch eine kritische Distanz zu dem Erlebten herzustellen. Ich kann ihn von seiner Überzeugung nicht abbringen, nur versuchen, ihn mit ein paar beschwichtigenden Worten zu beruhigen.

Er ist ein Einzelgänger, geht meist ohne jegliche Beschwerden seiner gewohnten Arbeit nach. Doch von Zeit zu Zeit hat er Phasen, in denen er sich von anderen verfolgt fühlt. Aus seiner Vorgeschichte weiß ich, dass er Jahre unter schwierigen Bedingungen in einem südeuropäischen Land einsaß.
Vielleicht haben Erlebnisse aus dieser Zeit Anteil an dem jetzigen Erleben?
Ich denke daran, den Gruppenleiter anzurufen, um nachzufragen, ob er auf der Station schon länger ein auffälliges Verhalten zeigt. Häufig beschweren sich andere Inhaftierte schnell, wenn jemand sich merkwürdig benimmt.
Außerdem möchte ich noch etwas tun.
»Ich möchte Sie gern in der nächsten psychiatrischen Sprechstunde vorstellen, dort können Sie dann ein längeres Gespräch führen und erzählen, warum es Ihnen schlecht geht. Vielleicht lässt sich eine Lösung finden.«
Er reagiert sehr aufgebracht.
»Ich weiß nicht, was ich da soll, ich bin doch nicht verrückt! Da müsste man meinen Nachbarn behandeln, den, der immer den Krach macht. Und gegen die verdammte Krähe kann man sowieso nichts machen! Aber schreiben Sie mich bitte ein paar Tage krank. Ich bin so müde bei der Arbeit, weil ich nachts einfach nicht schlafen kann. Das müssen Sie doch verstehen. Bitte!«
Ich schreibe ihn also für einige Tage krank, bestelle ihn aber vorsichtshalber zur nächsten Sprechstunde wieder ein, um rechtzeitig eine Verschlechterung seines psychischen Zustands zu erkennen. Medikamente wegen der Schlafstörungen möchte er nicht, nimmt aber gern einen Beruhigungstee.
»Der ist ja rein pflanzlich, aber das wissen Sie ja, Frau Doktor.«
Es ist rührend, wenn man seine Kompetenz auch mal auf diese Weise bestätigt bekommt.

Der nächste Inhaftierte wurde zur »Transportuntersuchung« in die Sprechstunde bestellt.
Er soll innerhalb von sieben Tagen nach Süddeutschland gebracht werden. Diese »Verschubungen« ziehen sich mehrere Tage hin, je nach Planung der Transporte von einer JVA zur nächsten. Der Inhaftierte übernachtet dann in der einen JVA und wird am darauf folgenden Tag zur nächsten weitertransportiert. Da dieses tagelange Unterwegs-Sein sehr unbeliebt ist, versuchen manche, gesundheitliche Beschwerden geltend zu machen, um einen Direkttransport zum Zielort durchzusetzen.
Es ist sicher nicht besonders amüsant, jede Nacht in einer anderen JVA schlafen zu müssen. Eine dementsprechende ärztliche Anordnung kommt aber nur in den seltensten Fällen in Frage. Denn jeder Einzel- oder Extratransport produziert schon durch das erforderliche Begleitpersonal einen ganz erheblichen und unverantwortlich hohen Mehraufwand.
»Ich bin doch zuckerkrank, Frau Doktor, das wissen Sie. Wie soll das denn mit den Medikamenten laufen? Und wenn es mir unterwegs nicht gut geht? Ich bin nicht geeignet für einen Transport, der über mehrere Tage geht. Das können Sie mir nicht antun.«
»Wir sorgen schon dafür, dass Sie Ihre Medikamente bekommen«, sage ich. »Sie bekommen einen Vorrat mit, außerdem schreibe ich Ihre Erkrankungen und Ihre Medikamente auf Ihren Transportschein. Wenn etwas verloren gehen sollte, bekommen Sie neue. In jeder JVA gibt es Arztgeschäftsstellen und Krankenpflegepersonal. Das wissen Sie auch. Falls es Ihnen unterwegs also nicht gut geht, werden Sie auch dort einem Arzt vorgestellt.«
Eine plötzliche Störung lässt mich den Patienten verabschieden.
Es klopft laut an der Tür, ich höre aufgeregte Rufe.
Der Krankenpfleger sieht nach.
Ein Häftling steht leicht schwankend im Türrahmen.
»Mir geht's ganz schlecht«, bringt er mühsam hervor.

Der Krankenpfleger führt ihn herein, er lässt sich auf den Stuhl fallen, Schweiß steht ihm auf der Stirn.
»Mir ist so schwindlig, und ich habe so Druck und Beklemmungen in der Brust. Das ist heute Morgen schon mal gewesen.«
Ich kenne ihn gut. Er hatte vor Jahren einen Herzinfarkt und vor drei Monaten bekam er mehrere Bypässe wegen verstopfter Herzkranzgefäße. Wir schreiben deshalb sofort ein EKG, das zum Glück aber keine Hinweise auf einen erneuten Infarkt zeigt. Um sicher zu gehen, will ich ihm noch Blut abnehmen, was bei seinen durch ausgedehnte frühere Verletzungen vernarbten Armen etwas schwierig ist.
»Sie müssen die Vene da nehmen, die hatten Sie auch bei der letzten Blutabnahme, hier, die in der Ellenbeuge.«
Gut, dass manche Patienten sich die Stellen merken können. Zu sehen ist nämlich keine Vene, es geht nur mit Gefühl.
»Ich glaube, es geht schon wieder besser«, meint er beim Blutabnehmen, »mir ist bestimmt nur komisch wegen der Hitze heute. Und den Ventilator, Sie wissen doch, Sie haben ihn befürwortet, den habe ich immer noch nicht gekriegt. Kein Wunder, dass es einem da schlecht geht. Ich bin im fünften Stock, und den ganzen Nachmittag knallt die Sonne auf mein Fenster.«
»Ich verstehe auch nicht, warum das so lange dauert. Ich werde noch einmal mit der Teilanstaltsleitung sprechen.«
»Aber was wirklich unangenehm ist«, sagt er, »das ist, dass ich abends oft große Angst vor dem Einschlafen habe. Ich habe dann immer Angst, nicht mehr aufzuwachen. Und durchschlafen kann ich sowieso nie. Oft muss ich auch am Tag viel grübeln, ob ich hier nochmal rauskomme und so.«
So und ähnlich habe ich das schon mehrmals von ihm gehört. Aber da ist er nicht allein betroffen. Es ist nicht selten, dass Patienten nach Herzoperationen depressive Phasen durchleben. Und

seine Bypass-OP liegt erst drei Monate zurück. Ich biete ihm ein Antidepressivum mit beruhigender Wirkung an.
Auch damit er nachts besser schlafen kann.
Er ist einverstanden.
»Aber arbeiten möchte ich auch wieder. Dann bin ich wenigstens am Tag abgelenkt.«
»Damit bin ich einverstanden. Wir sprechen in den nächsten Tagen noch einmal darüber.«
Gegen eine leichte körperliche Tätigkeit habe ich absolut nichts einzuwenden. Ich kann mir eben auch gut vorstellen, wie belastend es sein muss, den ganzen Tag nur in der Zelle zu sitzen, so ganz ohne Aufgabe.
Der nächste Mann ist HIV-Patient.
Die Erkrankung ist seit Jahren bekannt, er hat noch einen recht guten Immunstatus. Die Behandlung mit Medikamenten, die die HIV-Virus-Vermehrung hemmen, ist bei ihm erfolgreich. Er fragt nach seinen letzten Laborwerten und möchte eine Kopie der Werte haben.
Nebenan ein Anruf. Die Zentrale des Hauses kündigt einen Patienten mit akuten Schmerzen und Atemnot an.
Er wird sofort ins Sprechzimmer geholt.
Er berichtet, vor einer Stunde plötzlich Schmerzen in der rechten Brustseite gespürt zu haben, bekomme seitdem auch schlechter Luft. Als ich ihn abhöre, fällt auf, dass auf der rechten Seite kein Atemgeräusch zu hören ist, was für einen Spontanpneumothorax spricht. Dabei dringt in den Spalt zwischen Lungenoberfläche und Rippenfell Luft ein, die Lunge kann sich nicht mehr entfalten und wird dadurch nicht mehr belüftet. Der Kreislauf des Patienten ist stabil. Er muss als Notfall mit der Feuerwehr in ein externes Krankenhaus verlegt werden, damit eine Drainage gelegt werden kann. Es dauert ein paar Minuten, bis die Feuerwehr eintrifft. Der Wagen muss von der

Gefängnispforte aus durch mehrere Tore geschleust werden. Trotz aller gebotenen Eile muss die Sicherheit unbedingt gewährleistet bleiben.

Das Klingelzeichen ruft den nächsten Patienten auf.

Als der schlanke Mann mittleren Alters mit mürrischem Gesicht eintritt, höre ich schon das leise Stöhnen des Krankenpflegers, der neben mir steht und mir die Akte reicht.

Die Auftritte dieses Patienten pflegen anstrengend zu sein und enden, trotz meines Bemühens um Geduld und Verständnis, nicht selten mit einer lautstarken Auseinandersetzung.

Er ist ein immer unzufriedener und nörgelnder Häftling, ein Patient, der ständig Beschwerdebriefe schreibt, obwohl er bisher nie ernsthaft krank war. Trotzdem kann ich ihm den Besuch der Arztvisite natürlich nicht untersagen.

Zuletzt musste sich sogar das Landgericht mit seiner Anzeige wegen einer speziellen Fettsalbe auseinandersetzen, die der Mann bei der morgendlichen Medikamentenausgabe vom Krankenpflegepersonal verlangt hatte.

Morgens zwischen 6 Uhr 30 und 8 Uhr können sich Inhaftierte in der Arztgeschäftsstelle melden. Sie bekommen dann, z. B. bei Erkältungen, Medikamente ausgehändigt. In schwierigeren Fällen werden sie später dem Arzt in der Sprechstunde vorgestellt. Natürlich liegt das Interesse der Patienten oft darin, alles, was sie haben möchten, sofort zu erhalten, ohne die Wartezeit vor der Arztsprechstunde in Kauf nehmen zu müssen.

Der Mann war also frühmorgens erschienen und hatte von der Krankenschwester die spezielle Salbe verlangt. Da er auf der teuren Spezialität bestand und keine andere Pflegecreme akzeptierte, wurde ihm gesagt, dass er dafür eine Verordnung brauche und sich in der Arztsprechstunde vorstellen möge.

Er fühlte sich daraufhin in seiner Gesundheit bedroht und bezeichnete in seiner Anzeige das Verhalten des Pflegepersonals

tatsächlich als unterlassene Hilfeleistung. Die Anzeige wurde mir mit der Aufforderung zur ausführlichen Stellungnahme zugeleitet. Ich beschrieb detailliert, was sich abgespielt hatte.
Offenbar muss jeder, auch der unsinnigsten Beschwerde mit allen Konsequenzen nachgegangen werden.
Es folgte das Gerichtsverfahren wegen Fettsalbe!
Etwa drei Monate später erhielt ich dann die Kopie des Bescheids vom Landgericht, dass der Antrag des Patienten verworfen wurde.
Heute geht es ihm nicht um Salbe, sondern um seine Kost – ein Thema, das auch schon Gegenstand einer seiner diversen Beschwerden war. Er fordert eine streng fettarme Kost wegen seiner gering oberhalb der Normgrenze liegenden Cholesterinwerte. Er bekommt nun, auf seinen Wunsch hin, vegetarische Kost, um so möglichst wenig tierische Fette zu sich zu nehmen. Da er aber von den Sojaprodukten nur wenig essen mag – »Die schmecken mir einfach nicht« –, erhält er als Ersatz eine Quarkzulage. Heute beschwert er sich, dass dieser Quark kein Magerquark sei und 20 Prozent Fett enthalte.
Ich hatte deswegen schon einmal mit der Diätassistentin gesprochen, die für die Zusammensetzung der verschiedenen Kostformen verantwortlich ist. Sie sagte mir, dass es früher auch Magerquark gegeben habe: »Der wurde aber von vielen nicht akzeptiert und einfach aus dem Fenster geworfen. Deshalb gibt es jetzt nur noch den Quark mit 20 Prozent Fett. Der wird in der Regel eher akzeptiert.«
Muss ich verstehen, dass auf diese Weise Entscheidungen über die Auswahl des Einkaufs getroffen werden?
Man stößt im Strafvollzug immer wieder auf die Diskrepanz zwischen dem Sinnvollen und dem Durchführbaren. Es ist nicht möglich, bei der Essenszuteilung für 1700 Inhaftierte auf Einzelwünsche Rücksicht zu nehmen.

Bei meinem Patienten ist die ganze Quark-Diskussion ohnehin nur eine Frage des Prinzips und der Versuch, die eigene Unzufriedenheit in der Auseinandersetzung mit Mitarbeitern des Vollzugs auszuagieren.
Und dafür ist ihm jede Gelegenheit recht.

Das Dilemma der Ärzte

Die Tätigkeit im Justizvollzug beinhaltet viele solche, oft lächerlich unwichtig erscheinende Themen, die reichlich Schriftverkehr produzieren und Gerichte und Rechtsanwälte beschäftigen. Bei meinen Stellungnahmen kann ich Begründungen, wie sie mir die Diätassistentin zum Quarkthema lieferte, nicht verwenden. Die praktischen Aspekte interessieren das Gericht nicht, aber als Arzt im Vollzug kommt man nicht umhin, ihnen Rechnung zu tragen.
Viele Beschwerden der Inhaftierten scheinen auch der Langeweile zu entspringen. Plötzlich werden Dinge wichtig und ernst genommen, an die draußen kein Gedanke verschwendet würde. Ich glaube, den Inhaftierten geht es oft darum, Grenzen auszutesten. Sie würden gern den Vollzug, der in Form aller Mitarbeiter mit Schlüssel persönlich greifbar ist, in die Knie zwingen. Hier entsteht dann schnell eine Art Schwarz-Weiß-Denken. Aus dem Gefühl innerer Ohnmacht versuchen sie, Mitarbeiter des Justizvollzugs anzugreifen und unter Druck zu setzen.
Dadurch wird das Schlachtfeld nach innen verlagert; man könnte auch sagen: Die »Mauern« befinden sich damit innerhalb des Gefängnisses, denn die Umwelt, die Gesellschaft draußen, kann ja nicht direkt bekämpft werden. Aber die Mitarbeiter des Vollzugs, auf die stellvertretend alle Wut und Unzufriedenheit projiziert werden.
Die Beschwerden und Anzeigen wiederum lösen Ärger bei den Betroffenen aus, die sich zu Unrecht beschuldigt fühlen und auch

noch umfangreich und zeitraubend schriftlich Stellung nehmen müssen. Umgekehrt werden bei aggressiven Vorfällen zwischen Inhaftierten und Krankenpflegern von den Mitarbeitern Meldungen geschrieben, um sich gegenüber verbalen Angriffen und Beleidigungen zur Wehr zu setzen.

Viele Mitarbeiter im medizinischen Bereich beklagen sich immer wieder, dass diese Meldungen vom Vollzug nicht genauso ernst genommen werden wie die Beschwerden der Inhaftierten. Doch wird von den Mitarbeitern offenbar eine größere Frustrationstoleranz erwartet. Auf die »Meldungen« erfolgt oft nicht einmal eine Reaktion oder manchmal nur ein Kommentar: »Na, Sie wissen doch, wo Sie hier arbeiten.«

Für die Betroffenen ist das eine wenig befriedigende Antwort.

»Die Gefangenen dürfen alles, und uns nimmt man sowieso nicht ernst.«

Oft höre ich solche Sätze voller Resignation und Ohnmacht.

Auch wenn ich einen Sinn in meiner Arbeit hier sehe, habe ich oft dieselben Gefühle.

Und vielleicht habe ich gerade deshalb viel Verständnis für die Mitarbeiter des Weißen Dienstes, die frustriert reagieren.

Sprechstunde in Haus V.
Der Patient mit den immer wiederkehrenden Rückenschmerzen ist davon überzeugt, dass ihm nur Spritzen wirklich helfen. Besonders wirkungsvoll ist bei ihm das Quaddeln. Vielleicht erzeugen mehrere Einstiche subjektiv das Gefühl, dass mehr Behandlung stattfindet als bei einer einzigen Spritze?
Ich habe ihm schon mehrmals Krankengymnastik vorgeschlagen. Dabei zeigen ihm Physiotherapeuten, die auch in der JVA angestellt sind, Übungen für die Wirbelsäule, die er später auch alleine durchführen könnte. Doch das möchte er nicht, Massagen fände er besser. Leider ist es häufig so, dass Patienten die passive

Behandlung den aktiven Übungen vorziehen. Vielleicht ist die Massage auch ein Ersatz für Streicheleinheiten, die im Vollzug besonders fehlen?
Heute jammert der Mann über extrem starke Schmerzen. Manche Krankenpfleger, die ja oft mit den quengeligen und nach Mitleid heischenden Patienten zu tun haben und gleichzeitig um die von ihnen verübten Gewaltdelikte wissen, reagieren sich mit einem bestimmten Satz ab:»Na, mit deinem Opfer hattest du aber nicht so viel Mitleid!«
Auch dieser Patient ist in Haft, weil er seine Frau umgebracht hat. Eigentlich wirkt er ganz harmlos, einen Mord würde man ihm nicht zutrauen.
Der Krankenpfleger bereitet die Spritze vor.
Er geht meist locker-entspannt mit den Inhaftierten um, ohne dadurch an Autorität einzubüßen.
Plötzlich fragt er: »Sag' mal, warum hast du eigentlich deine Frau umgebracht?«
»Ach, Mensch, die hat mich doch immer so jeärjert.«
Die Antwort kommt in so schmollend-naivem Ton, dass man fast Mitleid mit ihm haben muss. Mir scheint, gelegentlich sind die Täter-Opfer-Beziehungen doch komplizierter und weniger eindeutig, als man von außen vermuten könnte, wenn man allein auf die Tat sieht.
In den vielen Jahren seiner Gefängnislaufbahn hat die Nummer zwei der heutigen Sprechstunde sich mehrfach durch besondere Gewaltbereitschaft in Auseinandersetzungen mit Inhaftierten oder Mitarbeitern ausgezeichnet. Deswegen landete er auch häufig schon im »Bunker«. In seinen Anfangsjahren war er gefürchtet und wegen seiner Unberechenbarkeit in der ganzen Anstalt bekannt. Inzwischen ist er, vielleicht weil er älter wird und die Kräfte nachlassen, etwas ruhiger geworden. Doch erst kürzlich drohte er wieder zwei Krankenschwestern im Spätdienst. Sie woll-

ten ihm ein verschreibungspflichtiges Medikament, das er unbedingt haben wollte, nicht gleich und ohne Rücksprache mit dem diensthabenden Arzt geben.

Als die Schwestern später das Haus verlassen wollten, passte er sie ab, beschimpfte sie und baute sich drohend vor ihnen auf. Wären nicht sofort Vollzugsbeamte aufgetaucht, hätte es, wie schon gehabt, auch zu körperlichen Angriffen kommen können.

Heute sitzt er ruhig da, erzählt, dass er sich Sorgen mache: »Gestern hab' ich meine Mutter besucht, hatte Ausgang in Begleitung. Sie ist der einzige Mensch, zu dem ich wirklich 'ne Beziehung hab'. Sie ist sehr krank. Ich mach' mir dauernd Gedanken um sie und kann nicht mehr schlafen. Kann ich nicht für vier, fünf Tage *Diazepam* haben?«

Diazepam war schon öfter Anlass für Auseinandersetzungen mit ihm. Ich schlage ihm auch heute wieder andere Beruhigungsmittel ohne abhängig machende Wirkung vor – und weiß schon vorher, dass er sie nicht will.

»Mensch, Frau Dokter, Sie wissen doch, dass die Dinger bei mir nich' wirken!«

Die Sinnlosigkeit jeglicher Diskussion liegt auf der Hand. Ich lasse mich erweichen, denke auch, »nicht schon wieder Beschimpfungen und Türenknallen«, sage ihm, dass ich ihm aber höchstens zwei Tabletten geben würde.

Er murrt nur ein bisschen.

Er hätte sicher gern mehr Tabletten bekommen, zieht aber schließlich doch von dannen, immerhin ein Teilerfolg für ihn. Er hat nicht ganz sein Gesicht verloren.

Mit ihm habe ich schon mehrere lautstarke Auftritte in der Sprechstunde erlebt, er drohte mir sogar, ich solle aufpassen, wenn ich ihm draußen begegne.

Ich bin heilfroh, als er fort ist.

Ein 28-Jähriger, der deutlich jünger wirkt, tritt humpelnd ein.

Da weiß ich schon, was kommt.
Der neben mir stehende Krankenpfleger verdreht stumm die Augen.
Der Patient bemerkt nichts und erklärt, sein Fuß schmerze immer noch so sehr, dass er kaum auftreten könne. Auch das lange Stehen in der Bäckerei, wo er gerade eine Lehre absolviert, sei kaum auszuhalten.
»Frau Doktor, Sie müssen mich verstehen! Ich mache mir so viele Gedanken über meine Gesundheit. Hier im Knast wird ja jeder krank. Meine Eltern machen sich auch schon Sorgen.«
Er hatte ein paar Jahre vor Haftantritt eine einseitige Kniegelenksentzündung im Zusammenhang mit einer Infektionskrankheit. Das wurde seinerzeit ausreichend lange antibiotisch behandelt und war ausgeheilt. Die medizinischen Unterlagen aus dem Krankenhaus liegen mir vor. Nur, er ist weiter fixiert auf die damalige Diagnose und überzeugt, noch an der Erkrankung zu leiden. Die Beschwerden bestehen aber jetzt nicht mehr am Knie, sondern machen sich am Fuß bemerkbar, wie er sagt.
Äußerlich sieht sein Fuß völlig unauffällig aus, keine Rötung, keine Schwellung. Auch die Blut- und Röntgenuntersuchungen ergaben keinen krankhaften Befund. Trotzdem beharrt er seit Wochen darauf, an einer ernsten Krankheit zu leiden. Ich kann sie ihm nicht ausreden. Mir ist klar, dass er wirklich Ängste und Schmerzen hat, aber der Grund ist nicht körperlich. Er projiziert seelisches Leiden auf die Körperebene.
»Verstehen Sie,« sage ich, »ich glaube ja, dass Sie Schmerzen haben. Aber das könnte genau so gut seelische Ursachen haben. Manchmal wirkt die Seele eben auch auf den Körper ein. Ich will Ihnen helfen. Deshalb schlage ich vor, dass ich Sie in der psychiatrischen Sprechstunde vorstelle. Dann werden …«
»Das hilft doch nicht meinem Fuß!«
»Aber wollen Sie nicht wenigstens …?«

»Ich möchte unbedingt, dass Sie meinen Fuß ruhigstellen.«
Er hat Angst, durch das Stehen in der Bäckerei könne sich etwas verschlimmern, vielleicht ein irreparabler Schaden entstehen. Es ist auch heute wieder unmöglich, gegen seine Überzeugungen anzugehen.
Also bleibt mir nichts anderes übrig, als ihm gut zuzureden, ihn ein paar Tage krankzuschreiben und ihm zu seiner Beruhigung ein niedrig dosiertes Mittel gegen Entzündung und Schmerzen zu geben.
Im Umgang ist er immer sehr freundlich und seine ängstlich-klammernde Haltung hat etwas sehr Kindliches.
Böse kann ich ihm nicht sein.
Einige Tage später erhalte ich Post vom Abgeordnetenhaus.
Der junge Mann hat einen Beschwerdebrief an den Petitionsausschuss geschickt.
Er schreibt darin, dass ich aus seiner Sicht zwar »eine gute Frau und recht bemüht« sei, aber seine Krankheit wohl nicht erkennen könne. Auch als er vor ein paar Jahren erstmals erkrankt sei, hätten die Ärzte, die er konsultierte, die Krankheit nicht diagnostiziert. Diesmal sei es genau so.
Nur damals lag tatsächlich eine Entzündung des Kniegelenks mit einer starken entzündlichen Schwellung vor! In meiner Stellungnahme an das Abgeordnetenhaus lege ich ausführlich den Ablauf aller durchgeführten Untersuchungen einschließlich Facharztvorstellungen dar.
Danach höre ich vom Petitionsausschuss nichts mehr.
Isolierung und verstärkte Selbstbeobachtung in Haft führen zwar häufiger zu hypochondrischen Befürchtungen, doch es ist selten, dass ein Patient so hartnäckig und von außen völlig unbeeinflussbar ist. Wegen der häufigen Arbeitsunfähigkeit musste er sogar seine Lehre abbrechen, obwohl er in Theorie und Praxis beste Beurteilungen hatte.

Er wird ein Jahr später entlassen, verabschiedet sich von mir mit überschwänglicher Freundlichkeit.
Die Beschwerden scheinen wie weggeblasen.
Eine Spontanheilung hat stattgefunden!
Gegen Ende der Sprechstunde meldet sich noch ein sehr übergewichtiger Mittfünfziger. Immer wieder rate ich ihm dringend zu einer Diät. Trotzdem hat er es nie geschafft, ein paar Kilo abzunehmen. Nun hat er im Laufe der Jahre eine Zuckerkrankheit und eine Verengung der Herzkranzgefäße entwickelt.
Ich hatte ihn einbestellt, weil das letzte Blutzuckertagesprofil sehr schlecht ausgefallen war. Er hat schon die Höchstdosis an Tabletten. Diese Form der Therapie ist damit »ausgereizt«, und dass er doch noch eine strenge Diät einhält, bleibt wohl vergebliche Hoffnung. Ich möchte ihn deshalb zur Umstellung auf Insulin in das Haftkrankenhaus verlegen.
Er protestiert vehement.
Bei jedem Sprechstundenbesuch erörtern wir sein Gewicht.
Ich rede ihm ins Gewissen. Dabei könnte ich auch gegen eine Wand reden.
Er wiegt inzwischen bei einer Größe von 1,72 Meter satte 102 Kilogramm.
Jedes Mal antwortet er, dass er nach seinem Dafürhalten gar nicht so viel esse. Als Grund für das so schlechte Tagesprofil gibt er seinen Ausgang am Vortag an.
»Das war doch eine Ausnahme, Frau Doktor. Ich habe nicht widerstehen können und vor der Rückkehr ins Gefängnis noch ein großes Schnitzel mit Pommes gegessen. Man kriegt doch hier drin nichts Vernünftiges, da haben Sie doch einfach mal Appetit auf was Richtiges.«
Ich fühle mich mal wieder hilflos.
Anscheinend hat ihm auch die kürzlich durchgeführte Koronarangiografie, die mehrere deutlich verengte Herzkranzarterien

zeigte, nicht den Appetit genommen. Obwohl ich schon fast resigniert habe, sage ich ihm noch einmal, dass er dringend abnehmen müsse.
»Und wenn Ihr Blutzucker sich nicht bessert, muss ich Sie unbedingt ins Haftkrankenhaus verlegen.«
Um ihn unter Druck zu setzen, erwähne ich, dass er auch gegen seinen Willen verlegt werden könne.
In die Akte kommt eine ausführliche Notiz über das Gespräch. Wie immer mit dem Gedanken daran, dass bei einer Anzeige oder einem plötzlichen Todesfall die Akte beschlagnahmt wird. Da könnte mir der Vorwurf gemacht werden, dass der Mann mit seinen hohen Blutzuckerwerten nicht richtig behandelt wurde. So sind zumindest mein Bemühen, den Patienten zur Einsicht zu bewegen, und seine Ablehnung der Krankenhausbehandlung dokumentiert.
Bevor er geht, fällt ihm noch etwas ein.
»Wenn ich schon mal hier bin, Frau Doktor, ich habe da noch was. Ich möchte, dass Sie mir *Viagra* verschreiben, jetzt, wo ich Ausgänge habe. Als Diabetiker habe ich übrigens ein Recht darauf.«
Unter den ärztlichen Kollegen besteht Einigkeit, dass wir das Medikament nicht verordnen. Die Nachfrage würde in Kürze alle Mittel der Justiz übersteigen.
»Ich kann und darf Ihnen das nicht verschreiben. Außerdem verträgt sich *Viagra* nicht mit einem Ihrer Herzmedikamente.«
»Dann werde ich die Angelegenheit eben meinem Anwalt übergeben. Sie werden schon sehen. Ich habe ein Anrecht darauf.«
Ich lasse mich durch diese Drohung nicht beeindrucken.
Wie in vielen Fällen klaffen Anspruchshaltung und die Bereitschaft, beim Bemühen um die eigene Gesundheit mitzuwirken, auch hier zu weit auseinander.

Heute habe ich Sonnabenddienst.
Es ist Vorweihnachtszeit.
In dieser Phase des Jahres sind viele Patienten unruhiger als sonst. Fast körperlich spürbar ist es auch dieses Jahr besonders im geschlossenen Vollzug.
Gerade denen, die draußen eine Familie haben, wird die Trennung von den Angehörigen besonders bewusst. Manche fragen in der Sprechstunde nach Schlaf- und Beruhigungsmitteln, die sie über die Weihnachtstage einnehmen möchten.
Am heutigen Vormittag scheint zunächst alles ruhig zu sein.
Nur zwei Patienten sind angemeldet.
Der eine hat sich gestern beim Handballspiel verletzt. Nun ist sein rechtes Sprunggelenk dick geschwollen. Er muss zum Röntgen ausgeführt werden, um eine Knochenverletzung auszuschließen. Der Krankentransport wird bestellt, der Patient erhält Handfesseln. Fußfesseln verbieten sich wegen der Verletzung. Da es noch früh am Vormittag ist, müssen die Begleitbeamten keine Sorge haben, nicht rechtzeitig vor Dienstende zurückzukehren.
Ausführungen kurz vor Schichtwechsel sind wesentlich unbeliebter und bedeuten immer Überstunden. Sie müssen den Patienten solange bewachen, bis ein Kollege aus der nächsten Schicht zur Ablösung zum Krankenhaus kommen kann.
Plötzlich ein Anruf vom Sportplatz.
Ein Inhaftierter aus meinem Haus soll sich beim Fußballspiel verletzt haben.
Mit einer Krankenschwester und der Erste-Hilfe-Tasche laufe ich schnell zum Sportgelände.
Der Verletzte ist bereits in die Halle gebracht worden, liegt blass und schweißgebadet auf einer Bank, umringt von einigen anderen. Er hat einen starken Tritt gegen das Schienbein bekommen, das trotz Kühlung bereits ziemlich geschwollen ist.
Ich untersuche sein Bein.

Schon bei leichter Berührung stöhnt er auf.
»Der hat doch bestimmt absichtlich dagegen getreten«, stößt er hervor. »Der hat mich die ganze Zeit schon auf dem Kieker!«
Ich weiß nicht, wie es sich abgespielt hat, kann diese Möglichkeit aber natürlich nicht ausschließen.
»Ich kann nicht beurteilen, wie es passiert ist. Auf jeden Fall werden Sie jetzt sofort ins Krankenhaus zum Röntgen gebracht. Das Bein könnte gebrochen sein.«
Das ist nun schon die zweite Ausführung heute Vormittag. Der Vollzugsdienst stöhnt.
Falls kein Bruch vorliegt, kann er anschließend zurückverlegt werden. Wenn doch, dann muss er eventuell operiert werden und bleibt so lange im externen Krankenhaus, bis die Nachbehandlung von der chirurgischen Abteilung im Haftkrankenhaus übernommen werden kann.
Zwei Stunden später bekomme ich einen Anruf vom Arzt der Erste-Hilfe-Stelle: Es ist ein Bruch. Der Patient muss operiert werden und kann anschließend ins Haftkrankenhaus verlegt werden.
Unfälle beim Sport sind in der JVA nicht selten.
Am häufigsten kommt es zu Verstauchungen an Knie- und Sprunggelenken. Bei Sportunfällen ist es wichtig, die Verletzung rechtzeitig festzustellen, denn hier tritt, wie außerhalb der Mauern, die Eigenunfallversicherung des Landes Berlin in Kraft, die auch bei Spätschäden zuständig ist. Das ist wichtig. Dem Patienten liegt noch aus anderen Gründen daran, dass die Verletzung als Sportunfall anerkannt wird. Er bekommt dann bei Arbeitsunfähigkeit den Verdienstausfall bezahlt, was sonst nur bei Arbeitsunfällen üblich ist.
Sport ist für viele Inhaftierte wichtig, um innere Anspannung abzubauen. Manchmal hat man allerdings den Eindruck, dass Sportunfälle beim Gemeinschaftssport in Haft besonders häufig auftreten. Böse Zungen behaupten, manche nähmen die Gele-

genheit wahr, um einem anderen »eins auszuwischen« oder auch nur, um sich abzureagieren.

In jedem Haus gibt es einen Kraftsportraum mit diversen Geräten. Leider ist hier eine ausreichende Überwachung durch geschulte Trainer nicht möglich, so dass sich einige in ihrem sportlichen Ehrgeiz rasch übernehmen und mit entsprechenden Beschwerden wie Schulter- und Rückenschmerzen in die Sprechstunde kommen. Viele spielen alles erst einmal herunter oder kommen erst, wenn der Schmerz gar nicht mehr auszuhalten ist. Sie haben Angst, dass der Arzt ein zeitlich begrenztes Sportverbot verordnet. Dann aber wäre der Muskelaufbau in Gefahr! Um nur ja weiter den Kraftraum aufsuchen zu dürfen, versprechen sie hoch und heilig, alle Übungen auszulassen, die den Rücken belasten, wenn sie gerade mal Wirbelsäulenprobleme haben.

Es gibt einige mit beeindruckenden Muskelpaketen beladene Inhaftierte.

Diese Superathleten fürchten nichts mehr als eine Abnahme ihrer Muskelmasse.

Manche beschaffen sich illegal kursierende Anabolika, was bei Blutuntersuchungen gewöhnlich an der Verschlechterung der Laborwerte zu erkennen ist. Ich spreche dann mit den Betroffenen. Doch werden gesundheitliche Bedenken trotz aller Aufklärung über die Risiken oft weggewischt. Zu groß ist wohl das Bedürfnis, andere durch die Riesenmuskeln zu beeindrucken. Vielleicht ist es der Wunsch, wenigstens körperlich unangreifbar und jedem anderen überlegen zu sein.

Rationale Argumente bewirken wenig, die Zukunft erscheint vielen ohnehin unendlich fern.

Zum Glück gibt es auch vernünftigere Inhaftierte, die sich auf risikoärmere Sportarten wie Joggen oder Tischtennis verlegen und die Freistunden reichlich nutzen. Zweimal wurde auch schon ein Halbmarathon durchgeführt.

Gesundheitsbewusste Inhaftierte lassen sich dafür extra ärztlich untersuchen.

Gelegentlich möchten Sportler von mir eine Bescheinigung haben, dass kein Risiko besteht. Das ist natürlich Unsinn. Manche erklären aber, das werde vom Vollzug als Voraussetzung zur Teilnahme verlangt.

Wir erörtern in unseren regelmäßigen Arztbesprechungen solche Probleme, um uns auf ein einheitliches Handeln zu einigen. Im Falle des Halbmarathons werden zwar von ärztlicher Seite auf Wunsch Untersuchungen wie das Belastungs-EKG durchgeführt, aber von keinem Arzt wird eine Unbedenklichkeitsbescheinigung ausgestellt, die eine Übernahme des Risikos durch die Ärzte bedeuten würde. Manche Vorfälle, wie plötzliche Herzrhythmusstörungen, sind nicht vorauszusehen, ein Restrisiko bleibt – wie auch sonst im Leben.

Ich bin der Ansicht, auch innerhalb des Vollzugs, wo es oft so bequem ist, jemand anderem die Verantwortung »anhängen« zu können, sollte ein Bewusstsein für Selbstverantwortung erhalten bleiben. So wie sie auch außerhalb der Mauern selbst getragen werden muss.

Doch manchmal kommt es mir so vor, als bestünde innerhalb der Mauern die Illusion, auch alles Schicksalhafte müsse kontrollierbar und beherrschbar sein, und als seien es vornehmlich die Ärzte, an die man diesen Auftrag delegieren könne.

Aber gerade wir Mediziner wissen darum, dass wir weder das Schicksal beherrschen, noch von Berufs wegen für Wunder zuständig sind.

»Lichtblick« und Einsichten

Nach dem Vormittagsdienst in Tegel habe ich Bereitschaftsdienst in Plötzensee. Mein Kollege spricht bei diesen Diensten gern von »24 Stunden Einzelhaft«.
Die Anspannung bei diesen langen Diensten ist groß.
Der heutige beginnt ruhig. Routinemäßig muss ich nachmittags einen Patienten im »KIR«, dem Kriseninterventionsraum der psychiatrischen Abteilung, aufsuchen. Er ist dort wegen Selbstmordgedanken untergebracht. Er hat einen psychotischen Schub, der durch Drogenentzug ausgelöst wurde. Er ist gestern extrem unruhig und aggressiv gewesen, wollte die betreuenden Krankenpfleger angreifen. Heute hat er zum Glück der Einnahme von Medikamenten zugestimmt.
Als ich auf die Station komme, ruft der Krankenpfleger noch nach Verstärkung, bevor wir zu ihm gehen. Wenn der Patient wieder »aufdreht«, ist es wichtig, zu mehreren zu sein, um ihn notfalls kampfunfähig zu machen.
Dann gehen wir, drei Krankenpfleger, eine Schwester und ich, zum Vorraum des KIR und sehen erst einmal durch die Scheibe. Der Patient scheint zu schlafen, und ich hoffe, er tut nicht nur so.
Wir treten ein.
Ich gehe zu der Matratze am Boden, auf der er liegt.
Er rührt sich nicht.
»Herr V.«, sagt ein Krankenpfleger, »die Ärztin ist hier, um Sie zu untersuchen.«
Keine Reaktion.

»Herr V., hören Sie mich?«, frage ich.
»Lassen Sie mich in Ruhe, und fassen Sie mich nicht an! Ich will keine Untersuchung!«, stößt er plötzlich hervor und dreht sich ruckartig zur Seite.
Damit ist die Unterredung beendet.
»Hier steht Essen und etwas zu trinken für Sie«, sagt die Krankenschwester.
Der Mann schweigt.
Wir verlassen den Raum, er wird ohnehin weiter beobachtet. Ich trage in die Akte ein, dass ich ihn schlafend vorfand und, dass er jede weitere Untersuchung deutlich ablehnte. Dann gehe ich ins Bereitschaftsdienstzimmer zurück. Bei ruhigem Dienst und schönem Wetter sind mir diese kleinen Spaziergänge eine willkommene Abwechslung.
Auch die Nacht ist bis auf einen Anruf aus der JVA Tegel ungestört.
Am Morgen klingelt das Telefon. Ich müsse ganz schnell in die psychiatrische Abteilung kommen, jemand habe sich erhängen wollen. Die Feuerwehr wurde parallel informiert.
Als ich etwas atemlos eintreffe, haben eine Krankenschwester und ein Krankenpfleger bereits mit Reanimationsmaßnahmen begonnen, die wir gemeinsam fortsetzen. Als die Feuerwehr und der Notarztwagen kommen, haben wir zwar Atmung und Kreislauf wiederherstellen können, aber der Patient ist weiterhin ohne Bewusstsein. Er wird in ein öffentliches Krankenhaus verlegt. Später stellt sich heraus, dass er durch den Sauerstoffmangel bereits Hirnschäden erlitten hat.
Er hatte sich in einer Ecke des Stationsflurs am einzigen Fenster aufgehängt, das vom Dienstzimmer aus schlecht zu überwachen ist. Er nutzte einen Moment, in dem auch kein anderer in seine Richtung blickte. Dabei waren alle Zellen aufgeschlossen und mehrere Patienten liefen auf dem Flur umher.

Die restlichen Stunden dieses Dienstes verliefen ruhig. Ich hatte einige Routineangelegenheiten zu erledigen.
Ich musste einen Tätowierten untersuchen.
Er hatte seine Haut mit einem Adler, einem Leoparden und einem Schmetterling dekoriert. Er war so freundlich, mir zu erklären, was sie bedeuten.
»Wollen Sie's wirklich wissen? Also, das hier heißt, ›Ich bin tückisch wie ein Adler‹. Und das, ›Ich bin wild wie ein Leopard‹. Ja und der Falter, also der ist ja immer so einsam. Ist also ganz super-einfach: ›Ich bin einsam wie ein Falter‹.«
»Und Sie sind Ihr eigenes Plakat und zeigen, dass Sie tückisch, wild und einsam sind? Wenn das einer versteht!«
»Man fragt ja sonst nich', aber Sie sind doch 'n richtiger Wessi-Doktor, oder nich'? Na also. Dann können Sie die Sachen überhaupt nich' kennen. Ich erklär's Ihnen! – Damit haben wir uns in der DDR gezeigt, wenn Sie wissen, was ich meine. Protest. Auf meinem Körper steht: ›Ich bin, wie ich bin!‹. Ganz einfach.«
Ich hatte was gelernt, ganz einfach.

In meiner Arztgeschäftsstelle erwartet mich eine Überraschung.
Ich bin ins Licht geraten.
Eine neue Ausgabe der Zeitung »Lichtblick« ist erschienen. Sie wird von Inhaftierten herausgegeben und befasst sich mit den unterschiedlichsten Aspekten des Lebens im Knast.
»Krank werden im Knast«, so lautet diesmal eine Überschrift.
Und in dem folgenden Artikel ist von mir und von meiner Behandlung eines Patienten die Rede. Der Inhaftierte beschwert sich über mich. Er kam wenige Monate zuvor über einen Zeitraum von circa sechs Wochen mehrmals wegen Rückenschmerzen in die Sprechstunde, um dann nie wieder zu erscheinen.
Über zwei DIN-A-4-Seiten geht der Artikel.
Der polemische Ton und die Unwahrheiten schockieren mich.

Der Patient hatte sich weder in den Jahren vorher wegen Rückenschmerzen vorgestellt, noch erschien er in den Monaten danach in der Arztsprechstunde. Die Vorwürfe waren wenig nachvollziehbar. Die Quintessenz: Das Medikament, das geholfen hätte, habe er erst von einem Mitgefangenen erhalten.
Tatsächlich hatte ich ihm aber genau diese Tabletten, ein Mittel erster Wahl bei Wirbelsäulenbeschwerden, schon beim ersten Besuch verordnet. In der nächsten Sprechstunde hatte er mir erklärt, sie hätten ihm überhaupt nichts gebracht.
Nun sind die Mitarbeiter des Vollzugs oder des medizinischen Dienstes im »Lichtblick« häufig Zielscheibe der Kritik und der Aggression der Inhaftierten. Ich habe den Eindruck, dass der »Lichtblick« von der Vollzugsleitung als eine Art Ventil betrachtet wird, durch das die Insassen – durchaus auch mit polemischen Anschuldigungen – »Dampf ablassen« können.
Wohl deswegen wurde immer und bewusst auf Gegendarstellungen verzichtet. Auch um die Polemik nicht noch anzuheizen.
Um so erstaunter bin ich, als ich drei Tage später aufgefordert werde, zu den einzelnen Punkten Stellung zu nehmen. Anhand meiner Aufzeichnungen ist es für mich nicht schwer, den Sachverhalt aufzuklären. Bei längerem Nachdenken fand ich die Sache aber doch höchst unbefriedigend.
In dem Zusammenhang fallen mir verschiedene Geschichten ein, in denen ich mit dem völlig unberechenbaren Verhalten einiger in Haft befindlicher Patienten konfrontiert wurde.
Lasse ich doch alles zu nah an mich heran?
Als ich über so manchen Ärger und Frust nachdenke, kommt mir auch etwas aus dem neueren Haftgeschehen in den Sinn.
Ein Neuzugang war der »Zugangsuntersuchung« zu unterziehen. Der Mann brachte von außerhalb der Mauern ein Attest mit, das ihm eine »Impulskontrollstörung« bescheinigte. Bei genauer Nachfrage erklärte er, er habe das Problem schon wenn er nur

leicht berührt werde. Er müsse dann sofort wüsteste Schimpfwörter ausstoßen, das könne er nicht kontrollieren. Durch die Teilnahme an einer Selbsthilfegruppe mit Anleitung durch einen buddhistischen Mönch sei es nun etwas besser geworden.
Ich hörte routinemäßig seine Lunge ab.
»Hallo! Früher hätten Sie das nicht mit mir machen können! Ich hätte Sie sofort lauthals beschimpft.«
War ich froh, dass der buddhistische Mönch anscheinend schon so viel positiven Einfluss auf ihn ausgeübt hatte.
Gar nicht schlecht, denke ich, dieser Mönch.
Der würde wahrscheinlich auch anderen Gefangenen und ihrer Umgebung gute Dienste leisten können.

Als ich meine Tätigkeit begann, klagte mein Vorgänger, dass er das »Weggeschlossen-Sein« hinter so vielen Mauern schwer ertragen habe. Das Gefühl, bis zum Arbeitszimmer 15 bis 20 Türen oder große Tore zu durchqueren, die man alle aufschließen und hinter sich wieder zuschließen müsse, sei bedrückend. Mein Gefühl war immer ein etwas anderes.
Klar, die Fortbewegung in einem Gefängnis ist eingeschränkt und umständlich. Aber sie gab mir manchmal auch den Eindruck, mich selbst hinter die Mauern zurückziehen zu können, wo ich nicht so leicht erreichbar war. Dieses Gefühl tauchte besonders an den ausnahmsweise ruhigen Nachmittagen nach den Sprechstunden auf. Ich konnte mich in mein kleines Arbeitszimmer zurückziehen, da nur noch schriftliche Dinge zu erledigen waren.
Das Gefühl, hier vorübergehend einen Rückzugsort, eine Art sicheren Ort zu haben, hing mit meiner persönlichen Situation von damals zusammen. Als alleinerziehende Mutter mit zwei Kindern hatte ich ein Leben, das sich fast ausschließlich zwischen Arbeitsplatz und zu Hause abspielte. Eben deshalb war ich

manchmal froh über zwei ruhige Stunden »hinter Gittern«. Wenn ich nach Hause kam, hatte ich sofort wieder für Fragen, Erzählungen oder Konflikte der Kinder zur Verfügung zu stehen. Das habe ich gern gemacht, auch wenn mir manchmal nach der Rückkehr aus der Knastwelt die nötige innere Ruhe fehlte. Die oft aufreibenden, von aggressiven Zwischenfällen geprägten Sprechstundenerlebnisse konnte ich nicht gleich beiseite schieben.
Meine Kinder haben mir später gesagt, dass sie meine nervliche Anspannung oft gespürt hätten.
Mein heutiger, rückwärts gerichteter Wunsch, ich hätte damals Knast, sprich Arbeit, und Familie besser trennen können, ist leider unerfüllbar.
Neben meiner inneren Anspannung hatten die Kinder auch noch andere, weniger gravierende Veränderungen wahrgenommen. Sprachlich waren sie nur an Hochdeutsch gewöhnt. Und so registrierten sie schnell meine gelegentlichen Rückfälle in den Berliner Jargon, auf den sie dann mit einem vorwurfsvollen »Mama, ›berliner‹ doch nicht so!« reagierten. Das »Berlinern« gehörte zu meinem Knastalltag. Und es erinnerte mich auch an meine Kindheit in der Nähe des »Zuchthaus Tegel«.

Als eine neue Kollegin vorgestellt wurde, meinte eine erfahrene Ärztin, die schon lange im Justizdienst war: »Wird sich zeigen, wie lange die es hier aushält.« Damit berührte sie genau die Frage, die auch ich mir gelegentlich stellte: »Wie lange tut es gut, es hier auszuhalten?«.
Ich machte häufiger Praxisvertretungen. Draußen. In der vergangenen Woche hatte mich ein Kollege gefragt, ob ich nicht in seine allgemeinmedizinische Praxis einsteigen wolle. Das war genau das, was ich früher immer gewollt hatte.
Doch jetzt überlegte ich.
Sicherheit versus Selbstständigkeit.

Die Sicherheit der Festanstellung im Öffentlichen Dienst, eine feste Anzahl von Urlaubstagen, Freizeitausgleich für Nachtdienste, die Möglichkeit, im Haftkrankenhaus Zeiten der Facharztausbildung zu absolvieren. Die Bedingungen bieten viele Vorteile. Für mich jedenfalls.

Mir wurde bewusst, dass sich nach drei Jahren Tegel meine ursprüngliche Sichtweise gewandelt hatte. Ich diskutierte immer mal wieder mit, wenn unter Kollegen darüber gesprochen wurde, ob es nicht besser sei, dem Knast den Rücken zu kehren.

Aber es würde mich erst in vielen Jahren betreffen.

Das sagte mir damals mein Gefühl.

Routine und neue Therapiemethoden

Vor der heutigen Sprechstunde ist noch ein Problem zu lösen. Die Krankenpfleger berichten mir, dass sich unser »Problempatient Nummer eins« weiter allen Blutzuckerkontrollen entzieht, zu denen er von der Arztgeschäftsstelle aufgefordert wird. Er bringt auch die von ihm selbst gemessenen Werte nicht. Dafür wurde ihm sogar ein eigenes Gerät zur Blutzuckermessung zur Verfügung gestellt. Andererseits klagt er bei der täglichen Medikamentenausgabe, er erhält wegen Rücken- und Beinbeschwerden regelmäßig Schmerzmittel, oft über Schwindel und Stürze. Ich habe ihm mehrfach die Verlegung ins Haftkrankenhaus zur weiteren Untersuchung und Zuckereinstellung angeboten, was er jedes Mal empört ablehnte.
»Da kriegen Sie mich nicht hin, Frau Doktor! Das wissen Sie doch. Lieber verrecke ich hier.«
Trotzdem erhalte ich immer wieder Beschwerdebriefe seines Anwalts, sein Mandant werde nicht richtig behandelt, man müsse wohl das Schlimmste befürchten. Ich weiß, dass es dem Mandanten um die Durchsetzung einer Haftunfähigkeit geht. Dafür würde er auch eine Verschlechterung seiner Gesundheit in Kauf nehmen. Aber noch ist er haftfähig, denn er ist mit den Mitteln des Vollzugs behandelbar. Doch die Gefahr wird immer größer, dass er sich, um seinen Forderungen Nachdruck zu verleihen, in einen lebensbedrohlichen Zustand bringt.
Dann teilt mir ein Krankenpfleger noch mit, er habe zufällig gesehen, wie der Mann seinen Einkauf abholte. Da seien mehrere Tor-

ten dabei gewesen. Diese Nachricht beunruhigt mich noch mehr. Dem Krankenpfleger erklärte er zwar, die seien für Besuche von seiner Frau gedacht, aber wir haben alle den Eindruck, dass er es mit der Diät nicht so genau nimmt. Das ist schon an seinem wachsenden Bauchumfang zu erkennen.

Erst gestern ist er wieder mit einem Schwächeanfall, gespielt oder nicht, auf dem Stationsflur zusammengebrochen und ich musste ihn in der Zelle aufsuchen. Ich wollte ihn gleich ins Haftkrankenhaus verlegen lassen, was er wieder vehement ablehnte. Dafür versprach er, seine Werte jetzt doch in der Arztgeschäftsstelle kontrollieren zu lassen.

Nun stehe ich wieder unter dem Druck, für seine Gesundheit garantieren zu müssen, während er jede Mitwirkung verweigert.

Seine Ehefrau ruft an.

Ihr Mann habe mit ihr telefoniert.

Sie mache sich solche Sorgen wegen des erneuten Zusammenbruchs gestern. Es müsse endlich etwas passieren, ihrem Mann müsse geholfen werden, den Anwalt habe sie auch informiert.

Ich sehe die einzige Möglichkeit darin, den Patienten gegen seinen Willen zur Beobachtung und zur eigenen Sicherheit ins Haftkrankenhaus zu verlegen, wo er zumindest unter ständiger Aufsicht ist und ein bedrohlicher Zustand, ausgelöst durch Weglassen des Insulins und durch Zuckerkonsum, rechtzeitig erkannt werden kann. Nach Rücksprache mit den Kollegen im Krankenhaus, die nicht gerade begeistert sind, einen renitenten Patienten aufzunehmen, veranlasse ich den Transport und informiere die Teilanstaltsleitung.

Für die Vollzugsbeamten, die den Patienten ins Krankenhaus begleiten sollen, ist dies keine leichte Aufgabe. Sie müssen mit dem Widerstand des großen, kräftigen Mannes rechnen. Wieder einmal eine der Situationen, in denen ich mir wünschte, niemals »Anstaltsärztin« geworden zu sein. Ich bereite mich innerlich darauf vor, dass es zu Verletzungen auf beiden Seiten kommen könnte, wenn der Patient sich nicht freiwillig transportieren lässt.

Doch diesmal habe ich Glück. Die Überzahl an Beamten ist überzeugend, er sieht keine Chance und geht freiwillig mit, wenn auch unter lautem Protest und Drohungen.

Im Haftkrankenhaus angekommen, beschimpft er als erstes die dortigen Ärzte, beruhigt sich dann jedoch, nachdem er einsieht, dass er wohl ein paar Tage dort bleiben muss.

Froh, dass die Aktion wider Erwarten reibungslos über die Bühne gegangen ist, beginne ich die Sprechstunde.

Da kommt einer mit besonders finsterem Blick.

»Ich hab' weiter andauernd Schmerzen, die Krankengymnastik hilft überhaupt nicht.«

»Ich werde Sie noch einmal in der Chirurgie in Moabit vorstellen«, sage ich.

»Nee, das brauch' ich nich' noch mal«, fällt er mir ins Wort. »Da passiert doch nichts, und ich hab' keine Lust, schon wieder mit der großen Minna zu fahren, wo mir immer schlecht drin wird, und dann Stunden da drüben zu warten.«

Ich denke einen Moment nach und mache ihm dann einen Vorschlag: »Wenn Sie wollen, könnten wir es mit einer Akupunkturbehandlung versuchen.«

Der Krankenpfleger neben mir ist gar nicht begeistert.

»Wir haben doch schon andere Patienten mit Akupunktur«, meint er. »Haben Sie daran gedacht, Frau Doktor?«

Die Akupunkturbehandlungen stellen nicht nur ein zeitliches, sondern auch ein räumliches Problem dar, da wir sie nur auf der Liege im Sprechzimmer durchführen können. Die Patienten liegen dort dann mit den Nadeln für 20 bis 30 Minuten. Die Tür zum Nebenraum mit unseren Schreibtischen muss natürlich offen bleiben, zu groß wäre die Gefahr, dass ein Patient der Versuchung nicht widerstehen kann und sich an den Medikamentenschränken bedient. Im Nebenraum müssen dann alle darauf achten, dass nicht über andere Patienten oder medizinische Inhalte gesprochen wird, die der Patient auf der Liege mithören könnte.

Der neue Akupunkturpatient bekommt mehrere Behandlungen und taut mit jedem Mal weiter auf, während ich ihm die Nadeln setze.

Er hat eine lange kriminelle Geschichte, immer wieder Raubüberfälle, konnte im sogenannten bürgerlichen Leben einfach nicht Fuß fassen. Er hat ein Alkoholproblem. Sein Glück ist, dass er eine enge Bindung an den katholischen Geistlichen entwickeln konnte, der sich mit besonderem Engagement um seine Schützlinge bemüht.

Der evangelische Pfarrer und der katholische Priester, die sich auch oft um die sozialen Belange der Inhaftierten kümmern, scheinen für einige die wichtigsten Menschen überhaupt zu sein. Manche haben in ihrem Leben nie zuvor die Erfahrung dauerhafter, verlässlicher Beziehungen gemacht. Der katholische Priester trifft mit seinem rauen Ton offenbar genau die Ebene, auf der mein Patient erreichbar ist.

Mir erzählt er nun auch von seiner Kindheit.

»Meine Eltern haben beide gesoffen. Ich habe auch, seit ich acht Jahre bin, regelmäßig Alkohol bekommen. Zur Schule bin ich nicht oft gegangen, hab' auch keinen Abschluss. Aber jetzt will ich unbedingt eine Therapie machen.«

Es gibt das Konzept »Therapie statt Strafe«. Bei geringer Reststrafe kann diese unter bestimmten Voraussetzungen in Therapiezeit umgewandelt werden.

»Der Pater hat auch schon eine Anstalt für mich gefunden«, erklärt er hoffnungsfroh. »In Süddeutschland, irgendwo auf dem Land soll das sein. Ich warte nur, dass endlich der Richter sein Okay gibt.«

Es klappte dann wirklich mit dem Therapieplatz, und er reiste glücklich nach Bayern. Leider hielt er die strengen Regeln dort nicht aus und »verließ« die Einrichtung fluchtartig schon nach zwei Tagen.
So hatte er sich das Leben dort nicht vorgestellt.
Er wurde schnell wieder gefasst und musste den Rest der Strafe dann doch im Strafvollzug verbringen.

Während der Sprechstunde kommt ein Anruf der Hauszentrale. Ein Inhaftierter wirke so komisch, als ob er Drogen genommen habe. Dann wird er auch schon ins Sprechzimmer gebracht. Er torkelt leicht und spricht sehr undeutlich. Er hat einen sehr hohen Blutdruck, außerdem eine Schwäche im rechten Arm und Bein.
Bei genauem Hinsehen fällt mir auch auf, dass der rechte Mundwinkel leicht herunterhängt. Wir legen ihn hin, ich mache eine Infusion fertig.
»Sie haben auf jeden Fall eine Durchblutungsstörung im Kopf. Das kann sich zurückbilden, aber es kann sich auch ein richtiger Schlaganfall daraus entwickeln, Sie müssen deswegen sofort in ein Krankenhaus draußen verlegt werden. Wir rufen jetzt sofort die Feuerwehr.«
»Ach, nö, Frau Doktor, das muss ja nich' sein«, artikuliert er etwas mühsam. Offenbar erkennt er nicht den Ernst der Lage.
Ich erkläre es ihm noch einmal: »Sie können sonst bleibende Schäden zurück behalten, eine Lähmung und Sprachstörungen.«
Er widerspricht nicht mehr, scheint sich zu fügen.
Der Notarztwagen ist bereits informiert und trifft 20 Minuten später ein.
Einige der Patienten haben den Warteraum schon wieder verlassen. Warten ist offensichtlich eine Zumutung für manche Inhaftierte. Das kommentierten gelegentlich einige Krankenpfleger: »Sei man ruhig. Geht doch alles von deiner Haftzeit ab.«

Der Patient, dessen Symptome sich schnell zurückbilden, wird nach der externen Untersuchung ins Haftkrankenhaus verlegt werden. Er wäre natürlich lieber draußen geblieben, aber die weitere Beobachtung kann im Haftkrankenhaus erfolgen, von wo er, wenn nötig, zu weiteren Untersuchungen wieder ausgeführt wird. Das ist aufwendig. Aber dem Vollzug bleibt damit eine externe Bewachung rund um die Uhr erspart.
Mittags werde ich ins Nebenhaus gerufen.
Ein Inhaftierter muss wegen eines tätlichen Angriffs auf einen Beamten in den besonders gesicherten Haftraum verbracht werden. Die Krankenschwester berichtet mir, dass sich der Inhaftierte heftig gewehrt habe. Daher erscheint es besonders wichtig, dass ich ihn auf eventuelle Verletzungen hin untersuche.
Der Patient richtet sich mühsam auf seiner Matratze auf.
Er ist russischer Herkunft und spricht nur gebrochen Deutsch. Als ich mich nähere, zeigt er mit schmerzverzerrtem Gesicht auf seinen Brustkorb. Ich sage den Beamten, die neben mir stehen, dass ich ihn abhören müsse, trete an die Matratze und mache dem Patienten deutlich, dass er sein Hemd hochziehen muss.
Bei der Annäherung bin ich mir der Gefahr durchaus bewusst. Der Patient befindet sich noch in einem deutlichen Erregungszustand, kann also jederzeit wieder ausrasten. Außerdem stehe ich für ihn ja auf der »Feindseite«. Aber er ist kooperativ.
Er scheint wirklich starke Schmerzen an der rechten Seite des Brustkorbs zu haben, vor allem wenn ich die Rippen berühre. Beim Abhören fällt mir das fehlende Atemgeräusch auf der rechten Seite auf. Es ist unbedingt erforderlich, den Patienten sofort zu röntgen, da eventuell ein Pneumothorax vorliegt.
Die Beamten sind nicht erfreut über die Aussicht, ihn transportieren zu müssen. Sie waren gerade noch froh, ihn trotz heftiger Gegenwehr in den Keller geschafft zu haben.
»Bestimmt ein Simulant«, höre ich hinter meinem Rücken.

Ich ignoriere das.
Was soll ich auch sagen?
In der Arztgeschäftsstelle regelt die Krankenschwester die erforderlichen Formalitäten. Später stellt sich tatsächlich ein Spannungspneumothorax heraus, der rasch zu Kreislaufproblemen hätte führen können. Die gebrochenen Rippen hatten Rippenfell und Lunge verletzt, es musste sofort eine Drainage gelegt werden.
Ich bin im Nachhinein froh, dass alles gut gelaufen ist. Es war wieder einer der seltenen Fälle, wo sich, ohne dass es sofort von außen erkennbar gewesen wäre, der Patient in Lebensgefahr befand und rasches Handeln erforderlich war.

Heute ist Heiligabend, eigentlich kein Arbeitstag, aber am Vormittag sind zwei oder drei Ärzte in der Anstalt, um die Notfälle zu versorgen. Genauso ist der Silvestermorgen geregelt.
Ich sehe mir drei Patienten mit Beschwerden an. Ich kenne sie nicht, sie sind nicht aus meinem Haus. Der erste hat Asthma und eine fieberhafte Bronchitis, er bekommt Medikamente über die Feiertage. Während ich den zweiten Patienten mit akuten Rückenschmerzen untersuche, fällt mir dessen bedrückte Stimmung auf. Ich spreche ihn darauf an.
Sein Ausgang zum Besuch seiner Familie, der für morgen, den ersten Feiertag vorgesehen war, wurde gestrichen. Der Grund sei ein positiver Urintest auf Drogen.
»Ich wollte meine Familie besuchen. Was soll ich denn nun machen? Es geht alles kaputt, wenn man hier drin sitzt. Nicht mal Weihnachten lassen die mich 'raus. Ich habe meine Kinder schon drei Monate nicht gesehen, will auch gar nicht, dass sie mich hier besuchen. Das ist doch viel zu belastend für sie. Geben Sie mir wenigstens was Ordentliches zum Schlafen, ich will alles vergessen.«
Irgendwie tut er mir leid, auch wenn er sich den gestrichenen Ausgang selbst zuzuschreiben hat.

Ich gebe ihm etwas zum Schlafen für die nächsten drei Nächte.
»Aber nicht alle auf einmal schlucken!«, rufe ich ihm noch nach.
Die Tabletten für drei Tage auszuhändigen, erscheint mir in seinem Fall noch zu verantworten, eine höhere Dosis hätte ich ihm nicht mitgegeben. Wer weiß schon, welche Momente der Verzweiflung er gerade durchlebt?
Der dritte Patient braucht nur etwas gegen Kopfschmerzen, er möchte gern Zäpfchen. Er erhält die Medikamente und wünscht mir »Frohe Weihnachten«, als er geht. Ich antworte zwar auch mit »Frohe Weihnachten«, aber es kommt mir fast komisch vor.
Kann man überhaupt feiern und ein Gefühl für Weihnachten entwickeln hinter den Mauern?
Kann das genehmigte Weihnachtspaket wenigstens teilweise über die Abwesenheit der Familie hinwegtrösten, wo gerade in Deutschland dieses Fest als Familienfest einen so großen Stellenwert hat?
Ruhig sollen die Weihnachtstage im Knast nur sein, wenn das Angebot an – illegalen – Drogen hoch ist.
Bisher scheint dies wohl der Fall zu sein, die Vorweihnachtszeit verlief ruhiger als erwartet.
Auf dem Nachhauseweg denke ich zwar an meine eigenen, noch notwendigen Vorbereitungen für Heiligabend, kann mich aber von der etwas traurigen Atmosphäre im Gefängnis gleichzeitig nicht lösen.
Im Laufe des Abends wandern meine Gedanken noch mehrmals zu den Menschen hinter den Mauern, die wohl am liebsten solche Feste ausfallen lassen würden.
Am ersten Feiertag muss ich selbst wieder zum Bereitschaftsdienst antreten.
Für 24 Weihnachtsstunden.

Im neuen Jahr. Morgens vor der Sprechstunde habe ich noch drei Patienten zur Akupunktur einbestellt. Ich habe die Freiheit, diese alternative Behandlungsmethode in meiner Geschäftsstelle auszuüben. Der eine hat seit Jahren Kopfschmerzen und wird von einem meiner Kollegen aus einem anderen Haus zu mir geschickt.

Die Patienten kommen meistens gern, sicher auch weil sie eine Art Spezialbehandlung erhalten. Manche möchten gleich wissen, ob ich draußen eine Praxis habe und ob sie mich nach der Entlassung aufsuchen könnten.

Ich bin froh, die Frage mit Nein beantworten zu können.

Ich fühle mich besser mit dem Gefühl, zwischen »drinnen« und »draußen« trennen zu können, und fände es ganz schwierig, Weiterbehandlungen draußen durchzuführen.

Zu vieles würde an die Situation im Gefängnis erinnern und wahrscheinlich wäre es nicht selten, entlassenen Patienten plötzlich erneut im Knast gegenüberzustehen. Viele vermeiden zwar bewusst die Formel »Auf Wiedersehen«, wenn sie sich in die Freiheit verabschieden, aber manchen gelingt es eben nicht, draußen eine neue Existenz aufzubauen.

Die Akupunktur nutzen viele Inhaftierte gern für ein Gespräch, zumal das Suchen der zu nadelnden Punkte etwas Zeit benötigt. Einige nutzen die Situation, um sich über die Behandlung des Kollegen oder der Kollegin im eigenen Haus zu beschweren oder sie zumindest zu hinterfragen. Hier ist es wichtig, sich solidarisch zu zeigen und nie etwas Negatives über einen anderen auch nur durch Schweigen zu bestätigen. Ich habe den Eindruck, die anderen halten sich ebenfalls daran.

Während die Nadeln wirken, also etwa 20 bis 25 Minuten, soll der Patient zum Glück ruhen, so dass ich mich zurückziehen und Akten erledigen kann. Gelegentlich höre ich dann den Genadelten nebenan schnarchen. Die Nadelung hat im Allgemeinen eine sehr entspannende Wirkung. Viele schlafen ein.

Einer kommt zur zweiten Sitzung. Die erste habe ihm schon sehr geholfen, berichtet er, er habe weniger Schmerzmittel gebraucht.
Dann erzählt er von seiner Haftsituation.
Er ist fast 20 Jahre im Gefängnis.
»Man hat mir geraten, ein Gnadengesuch zu stellen, aber das will ich nicht. Ich bin unschuldig hier, Frau Doktor. Da wäre es doch unlogisch, ein Gnadengesuch zu stellen. Aber das wollen die hier nicht einsehen. Ich brauche keine Gnade, ich will Gerechtigkeit!«
Dann erzählt er mir die Geschichte seiner Verurteilung. Nach seiner Darstellung waren es falsche Zeugenaussagen, die ihm den Mord angehängt haben.
Ich kann nicht helfen, kann mir kein Urteil bilden über seinen Prozess, was ich ihm so auch sage. Die Vorstellung, es könne derartig schwere Justizirrtümer geben, die dann Leben zerstören, erzeugt in mir automatisch Unwohlsein.
Da haben es jene leichter, die mit der Einstellung »alle Gefangenen lügen« durch die Knastwelt gehen.

Ein Patient möchte eine Akupunkturbehandlung, um sich das Rauchen abzugewöhnen.
Schon beim Vorgespräch erkläre ich immer, dass die Akupunktur eine Hilfe gegen Entzugserscheinungen leisten, aber nicht den eigenen Willen zur Abstinenz ersetzen kann. Die Überzeugung des Patienten, wirklich keine Zigarette mehr anrühren zu wollen, ist unbedingt nötig und kann nicht durch die Nadeln hervorgerufen werden.
»Haben Sie es geschafft, 24 Stunden nicht zu rauchen?«
Das ist die Voraussetzung für die Behandlung.
Er erzählt, dass er es nicht geschafft hat. Abends habe er doch mehrere Zigaretten geraucht.

»Da ist mein Passmann gekommen und hat mir 'ne Zigarette hingehalten. Ich hab' einfach nicht mehr daran gedacht.«
»Die Behandlung muss verschoben werden. Das bringt heute nichts. Sie können sich wieder melden, wenn Sie wirklich entschlossen sind und dann vorher 24 Stunden keine Zigarette anrühren«, sage ich ihm.
Dann hole ich den nächsten Patienten.
Er hat schon seine dritte Sitzung.
»Schon sieben Tage nicht geraucht«, berichtet er stolz.
»Es sieht aus, als ob Sie es schaffen«, sage ich.
»Ist doch Ehrensache, Frau Doktor!«
Ich treffe ihn in den nächsten Monaten noch öfter auf dem Hof.
»Frau Doktor, keine einzige Zigarette mehr!«
Dann erzählt er mir von seinen neuesten Plänen. Er habe sich überlegt, eine Antirauchergruppe zu gründen, diese Raucherei sei doch eine furchtbare Sucht. Er wolle Überzeugungsarbeit leisten, am besten mit meiner Unterstützung. Er hat oft hochfahrende Pläne.
Eigentlich ist er ein Einzelgänger und hat schon viele Jahre Haft hinter sich. Manchmal neigt er auch zu Wahnideen, »läuft« aber inzwischen innerhalb der streng definierten Grenzen seines geregelten Tagesablaufs mit Arbeit im Freien recht gut. Stolz berichtete er von seiner Mitarbeit bei der Anlage neuer Gartenbereiche. Ich glaube, draußen wäre es schwierig, ihm einen ähnlich festen Rahmen zu geben, der ihm seine fehlende innere Struktur ersetzt. In die Sprechstunde kommt heute wieder der Patient mit den »Stimmen«. Stimmen, die er nachts höre.
Sie würden manchmal drohen, ihn regelrecht verfolgen.
»Die lassen sich einfach nicht abstellen!«
»Sind die Stimmen denn so schlimm, dass Sie daran denken, sich etwas anzutun?«
»Nein, Frau Dokter.«

Da am nächsten Tag psychiatrische Sprechstunde ist, melde ich ihn dafür an. Außerdem ordne ich eine unregelmäßige Beobachtung an, so dass Beamte auch nachts gelegentlich nach ihm sehen.
»Ach, nein, Frau Dokter, das will ich nich' haben. Da wird man ja jedes Mal wach, wenn ein Beamter 'reinkommt, da kriege ich auch immer einen Schreck.«
»Ihnen geht es doch im Moment nicht gut, und nachts ist es vielleicht schlimmer als am Tag. Und Sie haben sich früher schon mal selbst verletzt. Ich weiß ja nicht, was Ihnen die Stimmen nachts plötzlich alles sagen«, versuche ich ihm meine Entscheidung zu erklären. »Morgen werden Sie ja dann in der psychiatrischen Sprechstunde vorgestellt, da wird neu entschieden, ob solche Sicherheitsmaßnahmen nötig sind.«
Er fügt sich.
Ist aber nicht gerade begeistert.
Aufgeregt stürmt ein Neuer herein.
Er wurde erst vor wenigen Tagen in mein Haus verlegt.
Als ich seine Akte zusammen mit den anderen Neuzugängen durchsah, fiel mir als erstes der Warnhinweis auf dem Aktendeckel auf.
»Tablettensammler«.
Er hatte schon früher einmal seine Psychopharmaka, die er immer morgens abholte, gesammelt und alle auf einmal geschluckt, um sich umzubringen. Zum Glück war er rechtzeitig gefunden worden und konnte behandelt werden. Die Konsequenz ist, dass solchen Patienten in der darauf folgenden Zeit die Medikamente »unter Sicht« gegeben werden. Sie müssen sie unter den Augen des Pflegepersonals einnehmen und Wasser nachtrinken, damit sie die Tabletten nicht im Mund bunkern.
Der Mann erklärt mir nun ziemlich aggressiv, das sei völlig überflüssig, er habe keineswegs vor, sich umzubringen.
»Das war damals alles ein Irrtum! Und überhaupt, wenn Sie das

auf meiner Akte nicht streichen, lehne ich eben ab jetzt alles ab und nehme gar nichts mehr.«

Die Trotzreaktion »… dann lehne ich alles ab« erlebe ich oft. Für einige Inhaftierte scheint sie die einzige Möglichkeit zu sein, sich zu behaupten. Sie können sicher sein, dass Ärzte und Krankenpflegedienst sich weiter um sie kümmern, denn dazu sind sie verpflichtet, selbst wenn die Gefangenen bewusst ihre Gesundheit riskieren und Behandlungen ablehnen.

»Bitte beruhigen Sie sich. Wir müssen das klären. Ich kenne Sie doch noch gar nicht. Und wenn Sie mit diesem Hinweis auf der Akte hierher verlegt werden …«

»Das interessiert mich nicht«, unterbricht er mich laut. »Ich weiß nicht, wer das da draufgeschrieben hat, das ist doch alles lange her. Ich werde hier ständig diskriminiert.«

Es hat wenig Zweck, ihm zu erklären, dass ich den Hinweis »Tablettensammler« nicht ignorieren und ihm keine Psychopharmaka für mehrere Tage mitgeben kann. Ich muss trotzdem versuchen, ruhig zu bleiben. Ich kann nicht einfach das Gespräch abbrechen. Auch trotz seines lauten Schimpfens nicht. Denn wenn er aus Trotz keine Medikamente mehr nimmt, wird er erst recht »ausrasten« und sich und eventuell andere in Gefahr bringen.

»Ich muss Sie zunächst einmal in der psychiatrischen Sprechstunde vorstellen, Sie kennen ja die Ärzte aus der psychiatrischen Abteilung, und die kennen Sie auch. Mit ihnen können Sie dann klären, ob Sie die Medikamenteneinnahme wieder selbst in die Hand nehmen dürfen.«

Er meckert noch ein bisschen, nimmt es aber schließlich hin. Vielleicht sind manche Patienten wirklich nicht fähig, die Lage der Ärzte im Strafvollzug zu verstehen.

Draußen könnte natürlich auch nicht immer jemand darauf achten, dass er die Medikamente nur in der verordneten Dosis

schluckt, aber das ist im Falle eines Selbstmords im Knast kein Argument für den Justizvollzug.
Ein älterer serbischer Patient ist der Nächste, sehr übergewichtig und zuckerkrank.
Er schlurft herein.
»Doktorka«, so spricht er mich immer an, »will so nicht weiter, bin immer schwächer, schon zu meine Kinder gesagt, die zu Besuch, dass so nicht leben will. Sie müssen mir helfen! Bin alter, kranker Mann, kann nicht zurück in mein Land. Wenn abschieben, bin toter Mann. Kinder hier in Deutschland. Will keine Behandlung mehr, alles keinen Sinn!«
Mit ihm verlaufen die Sprechstunden immer ähnlich. Zuerst hat alles keinen Sinn, dann lässt er sich langsam doch überzeugen. Er lässt seinen Blutdruck messen und seinen Zucker kontrollieren und nimmt schließlich die verordneten Medikamente bereitwillig in Empfang.
Offenbar gehört der anfängliche theatralische Auftritt für ihn dazu, mir ein echtes Bild seiner Befindlichkeit zu vermitteln. Ich bin jedenfalls froh, dass er anschließend mit ein bisschen gutem Zureden so schnell vom »Nicht-mehr-leben-Wollen« zum »Überleben-trotz-Allem« wechseln kann.
Als nächster kommt der besonders freundliche Patient arabischer Herkunft, wahrscheinlich zusammen mit seinen Schattengestalten, ins Sprechzimmer.
Immer akkurat gekleidet, ist er in seiner Wortwahl betont höflich. Stets beginnt er das Gespräch mit »Wie geht es Ihnen, Frau Doktor?«, als sei es unangebracht oder auch hier im Knast jenseits der Etikette, zuerst über sich selbst zu sprechen.
Er muss eine gute Erziehung genossen haben.
Als ich mich nach seinem Befinden erkundige, wird seine Stimme leiser. Er beugt sich weit über den Schreibtisch zu mir herüber, damit auch keiner mitbekommt, was er mir zu sagen hat.

»Sie wissen ja, die sind immer hinter mir her. Ich merke, dass man mich beobachtet. Die versuchen es sogar mit Strahlen. Und hören Sie: Neulich war die Watte in meinen Ohren ganz rosa gefärbt, von den Strahlen natürlich.«

Ich weiß, dass es wenig Zweck hat, ihm zu widersprechen. In seiner inneren Welt erreiche ich ihn nicht. Oft geht es ihm nur darum, sich das Leben im Knast etwas erträglicher zu gestalten. Manchmal helfen ihm auch Vitamintabletten, die »vielleicht die Strahlung abschwächen« könnten.

In einer psychiatrischen Vorstellung, die ich ihm öfter nahebringen möchte, sieht er meist keinen Sinn. Nur gelegentlich ließ er sich dazu überreden, wollte dann aber die verordneten Medikamente nicht einnehmen. Da bisher keine Hinweise auf eine akute Eigen- oder Fremdgefährdung bestanden, gab es auch keinen Grund für eine Zwangseinweisung in die psychiatrische Abteilung. Da er die anderen auf seiner Station in Ruhe lässt und ihnen aus dem Weg geht, beschwert sich auch niemand über sein merkwürdiges Verhalten. Er ist ein Einzelgänger, lebt zurückgezogen, begrüßt mich aber immer fröhlich, wenn ich ihm auf dem Hof begegne.

Der Nächste klagt wieder über Schlafstörungen.

»Der Beruhigungstee und die pflanzlichen Mittel helfen überhaupt nicht. Und wenn ich dann einschlafe, wache ich plötzlich auf und sehe Personen, die nicht da sind. Ich springe aus dem Bett, und dann sind sie weg. Früher habe ich so was nie gehabt. Tagsüber passiert das nicht und Stimmen höre ich auch tagsüber nicht.«

Ich gebe ihm ein Beruhigungsmittel für mehrere Nächte und bestelle ihn zur nächsten Visite wieder ein. Außerdem könne er sich im Falle einer Verschlechterung jederzeit außerhalb der Sprechstunden melden.

Nach Dienstschluss komme ich an der Gärtnerei vorbei.

Ein Inhaftierter aus meinem Haus kommt an den Zaun gelaufen und ruft mich. Er streckt den Arm durch die Gitter, will mir unbedingt Blumen schenken. Es sind zwei Osterglocken.
Ich möchte ablehnen.
Im Kopf habe ich sofort das Bestechungsverbot, auf das bei Einstellung in den Justizvollzug besonders hingewiesen wird.
Ich mache eine ablehnende Geste.
Dann kommt mir die Ablehnung dieser zwei Blumenstängel wirklich übertrieben vor.
Ich nehme sie doch an.
Und ich freue mich!

Heute Vormittag habe ich wieder Sonnabenddienst in Tegel, bin dann für alle Patienten der Anstalt zuständig. Als ich die Anstalt betrete, treffen auch schon die ersten Besucher ein. Auf dem kleinen Gelände wurden sogar ein paar Tische und Bänke aufgestellt. Manche Inhaftierte haben Kuchen gebacken. Kinder laufen über den Rasen, bestaunen den Teich. Für wenige Stunden wirkt alles so friedlich wie in einem normalen Park.
Man sollte nur nicht auf die angrenzenden Häuser mit den vergitterten Fenstern blicken.
Ich gehe hinüber zu Haus II, wo sich am Wochenende, nachmittags und nachts die Krankenschwestern und -pfleger aufhalten.
Ich erfahre, dass wir zwei »Kellerkinder« aufsuchen müssen.
»Der eine hat gestern in der Zelle randaliert und wollte die Beamten angreifen. Er ging mit einem Stuhlbein auf sie los, aber zum Glück wurde keiner verletzt. Jetzt ist er wieder ganz friedlich. Als wäre nichts geschehen.«
Ich kenne ihn, ab und zu rastet er eben mal aus. Wahrscheinlich ist wieder einer seiner Anträge auf Verlegung in ein anderes Haus abgelehnt worden, oder eine Urinkontrolle war positiv.
»Der andere hat geschnippelt, der kam erst vorgestern aus Moa-

bit. Der soll so depressiv sein, weil er von seinem Freund getrennt wurde.«

Ich schaue auf die Monitore.

Der eine Inhaftierte liegt friedlich auf der Matratze, der andere läuft wie ein Tiger im Käfig auf und ab. Ich gehe nicht gern in die »Bunker«, zu oft kommt es zu aggressiven Auftritten.

Wir gehen, mit dem Arztkoffer bewaffnet, in den Keller. Drei starke Vollzugsbeamte kommen mit, das gibt mir Sicherheit. Nachdem wir im Vorraum der Keller sind, wird die Tür, durch die wir gerade eingetreten sind, verschlossen, denn es könnte ja passieren, dass einer der Kellerinsassen an uns vorbei in den Vorraum stürmt. Weiter käme er dann nicht.

Erst dann wird die schwere Tür aufgeschlossen.

Er sitzt auf der Matratze.

Ich gehe zu ihm, neben mir die Beamten.

»Können Sie mich nicht rauslassen, Frau Doktor? Ich bin doch wieder ganz friedlich, Sie kennen mich doch.«

Ich erkläre ihm ruhig, dass er das Spiel ja schon kenne, dass er gestern Grenzen überschritten habe und dass ich nicht wissen könne, ob er heute nicht wieder durchdreht.

»Ihre Zelle, die Sie unter Wasser gesetzt haben, ist noch in einem desolaten Zustand. Deshalb müssen Sie erst einmal hier unten bleiben, auf alle Fälle bis Montag.«

Resigniert wendet er sich ab. Er weiß, dass in diesem Fall diskutieren keinen Zweck hat. Die Tür wird wieder geschlossen. Sie wird sonst nur geöffnet, wenn Essen gebracht wird.

Nebenan sehe ich den anderen Patienten. Er hat sich mehrere oberflächliche Schnittwunden am linken Unterarm zugefügt. Er liegt auf der Matratze und starrt an die Decke. Als ich ihn anspreche, antwortet er nicht.

»Haben Sie etwas dagegen, wenn wir Ihre Wunden verbinden?«

Er schüttelt leicht den Kopf.

Die Krankenschwester versorgt ihn.
Ich frage noch nach seinem Tetanusimpfschutz.
»Lehne alles ab.«
Nach dieser knappen Erwiderung verfällt er wieder in Schweigen.
»Für die Nacht können Sie etwas zum Schlafen bekommen.«
Keine Reaktion.
Ich kann mir kein Bild von seinem gegenwärtigen Seelenzustand machen. Er wollte nicht sprechen. Aber da ich nicht ausschließen kann, dass er vielleicht ernsthafte Selbstmordabsichten hegt, muss er bis zur psychiatrischen Vorstellung im besonders gesicherten Haftraum bleiben.

Heute morgen muss ich wieder sehr früh kommen.
Mehrere schwierige Blutentnahmen stehen an.
Als ich über die Höfe gehe, beginnen gerade die Hofarbeiter mit ihrer Arbeit.
Der Boden in der Nähe der Häuser ist, wie jeden Morgen, übersät mit Abfällen und Nahrungsmitteln, die zum Teil noch unberührt sind. Ganz offensichtlich fanden die Nahrungsmittel keinen Anklang oder waren überflüssig, wurden jedenfalls von den Gefangenen aus den Fenstern in den Hof geworfen.
Die Palette reicht von Zitronen über Brotscheiben, bis hin zu halben und ganzen Broten. Daneben finden sich auch leere Milchtüten und diverse halb leere Behältnisse, in denen Salate, Margarine, Marmelade oder Ähnliches geliefert wurden.
Darüber freuen sich die vielen Vögel, meistens Krähen, die mit Brotscheiben und manchmal ganzen Margarineschachteln an einen sicheren Ort fliegen, um sich an der Beute zu laben. Sie scheinen sich hier wohl zu fühlen. Kein Wunder, denn sie haben täglich einen gedeckten Tisch.
Irgendwie gehören sie zum Gefängnisalltag und prägen die Atmosphäre, haben jetzt in der Morgendämmerung mit ihren

schwarzen Silhouetten auf den Mauern und ihrem Krächzen etwas Surreales, nahezu Gespenstisches.

Am Tage mischen sich manchmal auch weiße Möwen unter die schwarzen Vögel und lockern die Farbstimmung auf. Gelegentlich sieht man Vertreter beider Vogelarten einträchtig nebeneinander auf den Mauern sitzen. Mit ihren Federkleidern spiegeln sie symbolisch ein wenig die Verhältnisse auf menschlicher Ebene wider. Die grobe Einteilung in Schwarz und Weiß scheint ja manchmal das Denken zu vereinfachen.

Nicht nur innerhalb der Mauern.

Bei meinem Eintreffen in der Arztgeschäftsstelle ist gerade der Kalfaktor am Werk. Die Auswahl eines geeigneten Bewerbers unter den Inhaftierten für diesen Reinigungsjob ist schwierig. Er muss verschiedene Voraussetzungen erfüllen. Darf beispielsweise nicht suchtgefährdet sein, um nicht durch den leichten Zugang zu Medikamenten in Versuchung zu geraten. Außerdem sollte zwischen den Mitarbeitern und ihm eine, wenn auch begrenzte Vertrauensbasis bestehen, obwohl natürlich immer der Grundsatz gilt: »Trau' nie einem Gefangenen!« Es ist immer möglich, dass er durch andere unter Druck gesetzt wird. Sei es, um an »Stoff« zu kommen oder an Informationen, die er weitergeben könnte.

In Anwesenheit des Kalfaktors werden keine Gespräche über Patienten geführt. Bei dringenden Telefongesprächen muss er, auch wenn er gerade beim Putzen ist, für einen Moment nach draußen geschickt werden.

Diese Dinge sind uns allen in der täglichen Arbeit oft gar nicht mehr bewusst und laufen ganz automatisch ab, zeigen aber auch, mit welcher Geistesgegenwart die Arbeit versehen werden muss. Gelegentlich geben wir uns gegenseitig Zeichen, wenn im Gespräch gerade einer von uns nicht daran denkt, dass der Kalfaktor im Nebenraum putzt und mithören kann.

Oft versuchen die Kalfaktoren auch, von sich aus eine vertrauliche Atmosphäre zu erzeugen, vielleicht indem sie über Vorgänge auf den Stationen berichten. Aber eine Frage bleibt: Nämlich die, ob er womöglich eine Gegenleistung will – später vielleicht oder ob er sie jetzt schon im Hinterkopf hat.

Die erste Blutentnahme dient der Überprüfung eines Immunstatus. Der Patient ist seit vier Jahren HIV-positiv, wird regelmäßig kontrolliert. Er nimmt Drogen und hat sich beim so genannten »needle-sharing« angesteckt. Denn nicht jeder drogenabhängige Inhaftierte verfügt über eine eigene Spritze, so dass er die Spritze eines anderen Junkies mitbenutzen muss.

Eine Zeit lang wurde auf höherer Ebene überlegt, ob es nicht besser wäre, dass der Vollzug saubere Spritzen für Drogenabhängige zur Verfügung stellt, um Neuinfektionen zu vermeiden. Andererseits hätte das den Eindruck vermittelt, dass der Justizvollzug Drogengebrauch nicht nur nicht unterbinden kann, sondern auch noch akzeptiert. Für mich bedeutet die bekannte HIV-Positivität, dass ich bei der Blutentnahme besonders achtsam sein muss, um mich nicht mit der Nadel versehentlich zu verletzen.

Eigentlich gilt dieser Grundsatz immer, da bei jedem Patienten eine Infektion vorliegen könnte.

Unser Patient hat außerdem noch eine Hepatitis C. Das Ansteckungsrisiko durch dieses Virus ist noch höher als bei HIV.

Dieses Mal gelingt die Blutabnahme ohne Probleme. Beide Arme sind zwar so dicht mit Tätowierungen übersät, dass kaum noch Haut zu sehen ist, aber ich habe mir die Stelle inmitten der roten Rose am linken Arm gut gemerkt, wo auch letztes Mal problemlos eine Vene zu finden war.

Der nächste Patient muss dringend untersucht werden.

Der Häftling hat heute eine Gerichtsverhandlung und fühlt sich krank. Er kommt in die Arztgeschäftsstelle, geht gebückt und klagt über starke Rückenschmerzen. Er könne unmöglich den

ganzen Tag in Moabit in einer kleinen Zelle sitzen und auf seine kurze Zeugenaussage warten.
Da der Sammeltransport immer morgens um 8 Uhr losgeht, müssen die Inhaftierten manchmal den ganzen Tag in einer kleinen Wartezelle sitzen, selbst wenn ihr Termin erst nachmittags ist. Mir erscheint der Patient in diesem Augenblick wirklich nicht verhandlungsfähig und ich lasse ihm erst einmal eine Spritze geben.
Zwei Stunden später ruft mich ein wütender Richter an.
Die Zeugenaussage des Herrn sei sehr wichtig. Es sei ein »hochkarätiger« Termin mit mehreren Zeugen angesetzt und wenn ich den Gefangenen nicht schicke, würde er anordnen, dass ich selbst sofort vor Gericht zu erscheinen hätte, um die Gründe darzulegen. Ich spüre, dass es sich hier mal wieder auch um ein Machtspiel handelt. Wir einigen uns schließlich darauf, dass ich den Gefangenen noch einmal begutachte. Bei einer Besserung würde in diesem speziellen Fall ein Extra-Transport organisiert werden, damit der Inhaftierte nur zu seiner Aussage vorgeführt und danach sofort zurückgefahren werden kann. Das war dann auch tatsächlich möglich.
Notfall in einem anderen Haus.
Ein Patient klage über Atemnot, die Krankenpfleger hätten ihn schon in der Zelle aufgesucht, ihn inzwischen aber in die Arztgeschäftsstelle bringen können.
Er sitzt dort ganz ruhig auf seinem Stuhl, die Atmung scheint nicht beeinträchtigt. Als ich ihn anspreche, hält er mir ein Schild vor die Nase: »Kann nicht sprechen, habe Luftnot.«
Zur Sicherheit höre ich ihn ab, kann aber nichts Auffälliges finden. Von einem Krankenpfleger erfahre ich dann, dass die Auftritte oft so ablaufen. Meistens gebe er sich mit einem Hustenmittel zufrieden.
Ich spreche den Mann noch einmal an. Diesmal hat er seine Sprache wiedergefunden und antwortet leise. Ich sage ihm noch ein-

mal, dass er zur Zeit nichts Schlimmes habe. Mit dem angebotenen Hustenmedikament zieht er zufrieden von dannen. Dieser Häftling hat schon viele Jahre in Haft verbracht, kommt aber aufgrund seiner Persönlichkeitsstörung schlecht mit anderen in Kontakt, so dass er wohl deswegen solch skurrile Wege gehen muss, um gelegentlich auf sich aufmerksam zu machen.

Mit einem ausländischen Inhaftierten beginnt die Visite. Er ist jung und kräftig.
»Frau Ärztin, mit meinem Körper stimmt was nicht, die Haare fallen mir auch schon aus. Ich bekomme hier immer mehr Krankheiten. Meine Haut wird immer trockener. Ich glaube, es liegt an dem Essen hier. Ich will eine genaue Untersuchung!«
Er hat volles Haar. Ich kann keine Anzeichen für verstärkten Haarausfall erkennen, sage ihm aber, dass wir zur Sicherheit eine Blutuntersuchung machen werden und gebe ihm eine pflegende Hautcreme mit.
Beim Nächsten weiß ich, dass mir ein schwieriges Gespräch bevorsteht. Bei ihm hatten wir, auf eigenen Wunsch, kürzlich einen HIV-Test durchgeführt. Er hatte sich in letzter Zeit Gedanken gemacht, ob er sich nicht vor der Haft noch infiziert haben könnte.
Nun fiel der Virusnachweis tatsächlich positiv aus und ich habe ihn zur Sprechstunde bestellt.
Er fragt sofort nach dem Ergebnis, scheint schon etwas zu ahnen. Ich teile ihm den Befund mit und sage ihm auch sofort, dass die genaue Untersuchung seines Immunstatus, dessen Ergebnis wir aber noch nicht haben, noch sehr gut ausfallen kann.
Er ist verzweifelt.
»Die Krankheit ist doch nicht heilbar! Vielleicht habe ich nicht mehr lange zu leben. Jetzt bin ich im Knast und komm' vielleicht gar nicht mehr raus!«

Ich versuche ihm klar zu machen, dass durch die neuen Medikamente über lange Zeit, viele Jahre, eine Stabilisierung erreicht werden kann, und dass er wahrscheinlich noch so gute Werte habe, dass er zunächst gar keine Medikamente braucht, sondern nur regelmäßig kontrolliert werden muss. Ihm fällt es schwer, überhaupt zuzuhören, was ich bei seinem emotionalen Zustand auch verstehen kann.
»Aber mein Freund draußen hat die Medikamente nicht vertragen. Es ist ihm richtig schlecht damit gegangen. Ich glaube, ich würde die auch nicht nehmen. Sterben muss ich ja doch!«
Ich sehe, dass für sachliche Debatten im Moment kein Raum ist, signalisiere ihm mein Verständnis für seine Verzweiflung.
»Sie können jederzeit, auch außerhalb der Sprechstunde, zu einem Gespräch zu mir kommen. Und wenn Sie möchten, kann ich Ihnen auch etwas zur Beruhigung geben.«
Die Nachricht, an einer lebensbedrohlichen Erkrankung zu leiden, ist in jeder Lebenssituation schwer zu verkraften, aber unter Haftbedingungen wohl noch schwerer hinzunehmen. Wenn einem plötzlich die Begrenztheit der eigenen Zeit bewusst wird. Ein Begreifen, dass das Leben hinter den Mauern enden könnte, ohne noch einmal frei zu sein, in Freiheit Dinge zu tun, die einem am Herzen liegen.
Wenn das Lebensende nach medizinischer Einschätzung tatsächlich absehbar ist, wird oft ein Gnadengesuch gestellt, das dann unter medizinischen Gesichtspunkten befürwortet wird. Trotzdem haben natürlich die Richter das letzte Wort und erteilen gelegentlich auch ablehnende Bescheide, wenn nach ihrer Einschätzung von dem Betroffenen immer noch eine Gefahr ausgeht.
Weiter in der Visite.
Ein älterer Patient, Mitte sechzig. Er leidet unter einer generalisierten Gefäßerkrankung mit arteriosklerotischen Veränderun-

gen an vielen Arterien, ausgelöst hauptsächlich durch den jahrzehntelangen Zigarettenkonsum.
»Also, Frau Doktor, was die da mit mir gemacht haben, das geht wirklich nicht. Hand- und Fußfesseln bei der letzten Ausführung. Ich kann doch überhaupt nicht mehr weglaufen.«
Er wurde vor drei Tagen zu einer Herzuntersuchung ausgeführt, zu der ich ihn angemeldet hatte. Über die Modalitäten der Ausführung, ob z. B. Hand- und Fußfesseln angelegt werden oder das Tragen von Häftlingskleidung vorgeschrieben ist, erfahre ich als Ärztin normalerweise nichts. Das ist Sache des Vollzugs. Ich muss auf dem Ausführungsantrag nur angeben, wenn aufgrund spezieller Untersuchungen eine Fesselung an Händen oder Füßen nicht möglich ist.
»Ich verweigere hiermit jede weitere Untersuchung, das ist menschenunwürdig. Ich kann doch so schlecht sehen und bin dann mit den Fußfesseln noch gestolpert und hingefallen. Die machen das aus reiner Schikane.«
Er sitzt schon viele Jahre, und warum man so besonders streng mit ihm umgeht, weiß ich schon, nehme mir aber vor, trotzdem mit der Teilanstaltsleitung darüber zu sprechen.
Er war nämlich vor drei Jahren zu einer Operation in einem externen Krankenhaus. Weil er nur noch sehr schlecht laufen konnte, musste ein gefäßchirurgischer Eingriff an den verkalkten Beinarterien durchgeführt werden. Er litt an der sogenannten »Schaufensterkrankheit«, musste nach kurzer Gehstrecke immer wieder wegen unerträglicher Schmerzen in den Beinen stehen bleiben. Während der Zeit im Krankenhaus musste er natürlich bewacht werden, hatte aber nur einen Bewacher an seinem Bett, da niemand ihm in seinem Zustand eine Flucht zutraute.
Es entbehrt nicht einer gewissen Ironie, dass dieser herzkranke, gehbehinderte Patient dann aber in einem unbewachten Moment doch durchs Fenster entwischte. Vielleicht musste sein Bewacher

kurz auf die Toilette und vergaß, den Patienten vorher ans Bett zu fesseln. Sein Häftling war daraufhin mehrere Monate auf der Flucht. Der Bewacher bekam natürlich großen Ärger.
Die hämischen Presseberichte ließen den Vollzug in keinem guten Licht dastehen. Und die Vollzugsbeamten haben diese Flucht natürlich nicht vergessen oder ihm gar verziehen!
Nach der Visite telefoniere ich mit der Teilanstaltsleitung und schildere die Situation. Und er hat Glück. Bei der nächsten Ausführung sollen keine Fußfesseln mehr verwendet werden.
In den nächsten Monaten, wenn er in die Sprechstunde kommt, wirkt er ziemlich resigniert. Seine körperlichen Beschwerden und die allgemeine Schwäche nehmen zu. Er spricht viel vom Tod, spürt wohl, dass er nicht mehr lange zu leben hat. Aber er scheint auch größeren inneren Frieden gefunden zu haben, hat Kontakt zu Menschen draußen aufgebaut, deren konfessioneller Gemeinschaft er sich angeschlossen hat. Ich bin schließlich froh, dass er es noch bis zur Entlassung schafft.
Er hat eine Unterbringungsmöglichkeit auf dem Land gefunden, wo er betreut wird. Er scheint zufrieden.
»Da sind sogar Tiere. Ich habe ja nichts mehr zu erwarten, das wissen Sie am besten, Frau Doktor. Aber ich bin dankbar für alles und genieße die Zeit, die ich noch habe.«
In den Wochen nach der Entlassung bekomme ich zwei Karten von ihm, mit denen er sich noch einmal für die Behandlung bedankt. Die eine Karte ist sogar aus Dänemark, wohin er einen kleinen Ausflug gemacht habe, wie er schreibt.

Ein kleiner energischer Mann erscheint heute in der Sprechstunde. Er hat ein im Justizvollzug gar nicht seltenes Problem: Klaustrophobie.
Dabei bin ich mir bei manchen Gefangenen nicht sicher, inwieweit die behaupteten Beschwerden tatsächlich vorliegen. Die Er-

krankung könnte, konsequent weiter gedacht, dazu führen, dass sich eine Inhaftierung eigentlich generell verbietet. Doch in der Praxis geht es meistens um den Zelleneinschluss tagsüber und die Frage des Transports. Der Patient ist noch nicht lange in meinem Haus und sollte heute morgen zur Gastroskopie, einer Magenspiegelung, ins Haftkrankenhaus fahren. Er hat seit zwei Wochen Magenschmerzen und bekommt Medikamente. Mit der Untersuchung sollte jetzt ein Magengeschwür ausgeschlossen werden.

Es war schon nicht leicht, ihn zur Untersuchung zu überreden.

»Ick schaff' dit nich', det Ding zu schlucken.«

Heute kommt er und will die Einwilligung zur Untersuchung wieder rückgängig machen.

»Ick fahr' morjen da nich' hin. Ick halte dit nich' aus in der Minna ohne Fensta un in dem kleenen Kefich. Frau Doktor, ick weeß, ick schieb' da so 'ne Panik«, erklärt er mir in beschwörenden Worten. »Kann' ick nich' 'nen Einzeltransport mit Fenstern krijen? In dem großen Ding wird mir ooch immer schlecht, weil ick nüscht sehe. Jedenfalls fahr' ick nich' damit, dann lehn' ick eben die Untersuchung ab.«

Ich bin in der Zwickmühle. Es ist für mich schwierig, die geplante Untersuchung und den freigehaltenen Termin aus solch nichtigen Gründen abzusagen. Der Unmut der Krankenhauskollegen wäre mir sicher.

Aber ein Einzeltransport bedeutet, dass extra Begleitpersonal gestellt werden muss, denn der Fahrer darf nicht mit dem Gefangenen allein fahren. Das Vollzugspersonal sagt, es sei überhaupt nicht einzusehen, warum ein Inhaftierter nicht in den Sammeltransport steigen könne, der ohnehin jeden Morgen fahre.

Nur in sehr begründeten Fällen kann ich einen Einzeltransport anordnen. Natürlich würden alle Inhaftierten lieber in einem kleinen VW-Bus mit Fenstern gefahren werden statt in der gro-

ßen »Minna«, wo sie außerdem im Wageninneren in kleine Käfige gesperrt werden.
Der Ausweg für mich ist die psychiatrische Vorstellung mit der Frage, ob wirklich eine ernst zu nehmende Erkrankung an Klaustrophobie mit entsprechender Angstsymptomatik vorliegt. Die Facharztvorstellungen erhöhen die Hürde. Wenn ich von vornherein manches genehmige oder dem Vollzug gegenüber als erforderlich darstellen würde, kämen vermutlich ganz schnell weitere Aspiranten mit ähnlichen Anliegen.
Ein jüngerer Patient mit langen Haaren spaziert fröhlich herein.
»Ich hab' nichts Schlimmes, brauch' nur 'was gegen Sodbrennen.«
Der Krankenpfleger gibt ihm das Medikament.
Dann möchte er noch Kondome. Der Behälter draußen sei leer gewesen.
Kondome werden frei ausgegeben, in der Hoffnung dadurch vor allem die Verbreitung von HIV im Gefängnis einzuschränken. Es gibt einen Behälter, aus dem sich alle bei Bedarf bedienen können, so dass nicht jeder wegen ein paar Kondomen in die Arztgeschäftsstelle kommen muss.
Der Krankenpfleger gibt ihm eine Handvoll: »Die werden wohl eine Weile reichen.«
»Na, höchstens übers Wochenende!«
Der Inhaftierte geht wieder.
»Angeber!«, ruft ihm der Pfleger noch nach.
Bevor ich zur Besprechung nach Plötzensee fahre, sind noch ein paar Akten zu erledigen. Ich setze mich dazu in mein Arztzimmer.
Plötzlich klopft es.
Draußen steht der Arztgeschäftsstellenkalfaktor und hält mir meinen Schlüsselbund entgegen.
Was für ein Schreck!
Ich hatte ihn im Türschloss von draußen stecken lassen.
Den Schlüssel verlieren!

Mein Albtraum!
Ein Albtraum für jeden Mitarbeiter hier!
Ich fühle mich ertappt.
Ich bin dem Kalfaktor sehr dankbar und unglaublich froh über seine Ehrlichkeit.
Der Mann sitzt wegen Betrugs in größerem Stil im Knast.

Ich könnte ja gehen

Wieder einmal habe ich Sonnabenddienst.
Ich weiß nicht, wie viele es noch sein werden.
An der Pforte drängeln sich heute auch Besucher mit kleinen Kindern. Ich gehe hindurch und schnurstracks zur Arztgeschäftsstelle, wo zwei Krankenschwestern gerade Medikamente ausgeben.
Als erstes erfahre ich die neuesten Geschichten.
Eine davon handelt auch von Zahnschmerzen.
Gestern Nachmittag hatte sich in einem der Häuser ein Inhaftierter mit Zahnschmerzen gemeldet.
Der Vollzugsbeamte hatte den Krankenpflegedienst informiert.
Die zwei zuständigen Krankenpfleger waren jedoch gerade damit beschäftigt, bei einem herzkranken Patienten ein EKG zu schreiben. Sie waren gerufen worden und arbeiteten unter der telefonischen Anleitung des diensthabenden Arztes in Plötzensee, der auch die Anordnung gab, zusätzliche Blutuntersuchungen vorzunehmen. Beim Abwägen der Symptome, Herz gegen Zahn, bestand kein Zweifel, wo im Moment die Priorität zu liegen hatte.
Der Zahnschmerzenmann musste warten.
Das tat er, wenn auch nur kurz.
Er glaubte dass ihm nach seinem Hilferuf schnell geholfen würde. Als dann aber zehn Minuten lang nichts geschah, erinnerte er sich an eine tolle Neuerung im Knast: In den Gängen waren öffentliche Telefone installiert worden. Mit Hil-

fe dieser Telefone konnte sich jetzt jeder Gefängnisinsasse mit seiner Stimme, und ohne Überwachung, »über die Mauern schwingen«.
Dass es da draußen eine Polizei gibt, gehört ebenso zum Grundwissen eines Inhaftierten wie die unumstößliche Regel, dass man sich von dieser nie erwischen lassen darf. Aber helfen? Helfen lassen darf man sich von ihr.
Ohne Zögern wählte der Zahngeplagte also die Nummer der Polizei und rief um Hilfe.
Kurz darauf traf ein Einsatzwagen mit aufgeregten Polizisten an der Pforte der Anstalt ein, wo sie auf Vollzugsbeamte stießen, die natürlich von nichts wussten. Es dauerte, bis den hilfsbereiten Polizisten klar gemacht werden konnte, dass weder eine unerträgliche, noch eine lebensbedrohliche Situation ihren Einsatz erforderte.
Unter den Inhaftierten sprach sich die Möglichkeit sofort herum und machte Schule. Es passierte noch einige Male, dass Insassen wegen banaler Beschwerden die Polizei anriefen.
Wirkliche Notfallsituationen waren nicht darunter.
Aber man konnte wunderbare Situationen konstruieren, mit denen sich Vollzugsbeamte ärgern ließen.
Vielleicht hatte man für kurze Zeit auch nur einen neuen Weg gefunden, sich den langweiligen Knastalltag etwas bunter zu gestalten.

Nach den vielen Jahren im medizinischen Dienst des Strafvollzugs musste ich mir manchmal laut vorsagen, dass ich frei sei zu gehen.
Ich hatte einen Schlüssel, müsste ihn nur abgeben und dann nicht mehr wiederkommen.
Aber ganz so einfach war es dann doch nicht.
Ich musste ja weiter arbeiten können, um Geld zu verdienen,

wenn ich den sicheren Job als Angestellte einer Senatsverwaltung aufgäbe. Da wollte viel bedacht sein. Und es gab Fristen, deren Beachtung existenziell war. Als ich über all das nachdachte, gab es z. B. bei der Kassenzulassung einer eigenen Praxis die Altersgrenze von 55 Jahren.
Bald würde ich unter Druck kommen.
Meine Kündigungsfrist betrug sechs Monate.
Bei allen Informationen, die ich einholte, bei allen Plänen, die ich machte – es gab einen einzigen, entscheidenden Punkt, den ich nur mit mir selbst klären konnte: Gehe ich oder bleibe ich?
Ich konnte gehen, ich war ja nicht zu berufs- oder lebenslangem Bleiben verurteilt.
Ich musste mich entscheiden!
Über fünfzehn Jahre war ich nun schon als Ärztin im Justizvollzug. Ich war Fachärztin für Allgemeinmedizin. Und ich war Psychotherapeutin. Neben meinem Dienst hatte ich über Jahre noch eine Ausbildung in der Psychoanalyse absolviert. Während der Weiterbildung lernte ich, Patienten auf der psychischen Ebene zu therapieren. Im Gefängnis behandelte ich mehr körperliche Erkrankungen. Doch ich spürte, wie sich auch hier ein besseres Verständnis und ein besserer Zugang zu den vielen psychisch gestörten Inhaftierten entwickelte.
Die beiden Welten sind eben nicht voneinander getrennt.
Mein Ideal wäre es gewesen, mich mit einer eigenen Psychotherapie-Praxis selbstständig zu machen, zugleich aber eine Halbtagsstelle im Justizvollzug zu behalten. Mit der Justiz hätte es keine Probleme gegeben. Trotzdem scheiterte ich damit, denn in Verbindung mit der Halbtagsstelle als Angestellte würde man mir die Kassenzulassung für die eigene Praxis verwehren. Früher wäre es noch gegangen.

Und in späteren Zeiten wurde es auch wieder akzeptiert. Aber jetzt war Mitte 2005. Die schlechteste Zeit für meine Idee.
Wenn ich »frei« sein und eine eigene Praxis gründen wollte, die von der KV, der Kassenärztlichen Vereinigung, zugelassen werden, wenn ich dies außerdem im Rahmen der von der KV gesetzten Altersgrenze erreichen wollte, dann begann mir die Zeit davonzurennen. Ende September würde ich meinen Dienst kündigen müssen.
Bei einem Fachkongress in Lindau glaubte ich zwischen zwei Welten zu stehen. Traf ich Supervisoren und Kommilitonen aus der Weiterbildungszeit, hörte ich nur: »Und wo bist du jetzt? Bist du jetzt niedergelassen?«
»Nein, ich bin noch immer im Knast.«
Nicht die fragenden Gesichter oder zweifelnden Reaktionen haben mich bewegt. Eher schon, dass ein Bekannter, mit dem ich die Ausbildung begonnen hatte, mir das Praxisleben immer wieder in den schönsten Farben malte. Er endete stets mit einer Art Mantra: »Mit eigener Praxis bist du frei!«
Ich dachte an die Inhaftierten und wie manche vor ihrer Freilassung immer unruhiger wurden.
»Frau Dokter, ich werde nächste Woche entlassen. Ich kann nicht mehr schlafen, bin so nervös. Geben Sie mir bitte was, damit ich wenigstens die letzten Nächte schlafen kann.«
Veränderungen machen Angst. Wohl auch mir. Andererseits war ich in Sorge, den Anschluss an die psychotherapeutische Tätigkeit zu verlieren. Meine analytischen Patientenbehandlungen waren ausgelaufen. Ohne Zulassung konnte ich keine Kassenpatienten mehr annehmen.
Ich musste mich endlich entscheiden.
Statt zum Stuttgarter Flughafen fuhr ich nach Kongressende kurz entschlossen nach Konstanz, in eine Stadt, die ich liebe, wo sehr gute Freundinnen gelebt hatten, wo ich noch einer direkten Schü-

lerin des großen Meisters C. G. Jung begegnet war, die mich in meinem Wunsch, die Ausbildung zu machen, damals sehr bestärkt hatte.
In der Altstadt ging ich als erstes in die Paradiesstraße, in der ich früher gewohnt hatte. Natürlich war es traurig, am Haus mit der Nummer 11 nicht mehr die alten, gewohnten Namensschilder zu finden. Gleichzeitig war es aber schön und tröstlich, gedanklich in die Vergangenheit zurückzukehren.
Die Atmosphäre dort hatte für mich immer etwas Besonderes.
Wie früher hörte ich auch diesmal Musik in den Straßen. Ein Geiger und ein Flötenspieler spielten klassische Stücke, es war eine leicht melancholische Stimmung.
Es nieselte.
Als ich in den Zug Richtung Stuttgart stieg, schien die Sonne.
Plötzlich war alles klar.
Ich fühlte mich stark genug, den Entschluss durchzuziehen: Ich würde kündigen, wenn auch mit einem lachenden und einem weinenden Auge.
»Es ist meine Entscheidung«, wusste ich.

Die Reaktionen fielen recht unterschiedlich aus.
»Hättest du schon eher machen sollen, verstehe gar nicht, wie du es so lange im Knast aushalten konntest.«
»Das finde ich ja doch sehr mutig, dass du dir in deinem Alter noch zutraust, dich selbstständig zu machen.«
Die Kollegen im Gefängnis reagierten überwiegend verständnisvoll. Ein wenig ängstlich wurden aber auch Fragen erörtert: »Wer weiß, wann die deine Stelle neu besetzen? Und ob überhaupt noch? Und wenn, mit welcher Stundenzahl?«
Wenn ich jetzt mit ehemaligen Kollegen spreche, fühle ich mich wieder in die alte Atmosphäre zurückversetzt. Selbst die neuesten Schauergeschichten sind mir wie alte Bekannte.

»Sei froh, dass du weg bist! Ist alles viel schlimmer geworden, ... der Soundso macht nur noch Ärger, der hat jetzt sogar 'ne Strafanzeige gemacht, ... dabei, ... wir haben alles getan, was der wollte. Kaum noch auszuhalten, dieses ständige Angegriffenwerden ... Man ist nur 'ne Schießbudenfigur für die!«

Von drinnen nach draußen

Mein Entschluss steht fest, ich werde gehen.
Meine Zeit in der JVA geht zu Ende.
Aber noch bin ich im Dienst.
In der heutigen Ärztebesprechung geht es unter anderem wieder einmal um Drogen. Das Spektrum scheint sich um *Buprenorphin* zu erweitern, das auch als Tablette genommen werden kann.
Ein spektakulärer Fall des illegalen »Einbringens« wurde kürzlich bekannt. Einer Besucherin war es gelungen, die obligatorischen Kontrollen der Pforte zu passieren, ohne dass der Tablettentransport, wohl im Mund, bemerkt worden war. Sie konnte die Tabletten im Besuchsraum ihrem Mann übergeben, der seine Hosentasche präpariert hatte. Er hatte keine Unterhose angezogen und konnte durch ein Loch darin das kleine Päckchen im Enddarm platzieren.
»Spricht immerhin für seine Gelenkigkeit«, meinte ein Kollege trocken.

Ab 16 Uhr habe ich Bereitschaftsdienst.
Es scheint heute, bis auf einen Neuzugang, der noch zu begutachten ist, ruhig zu sein. Ich hoffe, dass es auch so bleibt.
Der neu eingetroffene Patient ist auf der Trage vor der Arztgeschäftsstelle eingeschlafen.
Er ist obdachlos, »Ersatzfreiheitsstrafer«, bleibt also nur kurze Zeit.
Die Krankenschwester bringt mir Handschuhe.

»Passen Sie auf, es krabbelt überall!«
Ich wecke ihn. Er ist wirklich in einem erbärmlichen Zustand. Nicht nur Krätze, was bei den Ersatzfreiheitsstrafern nicht selten ist, sondern auch Kopf- und Kleiderläuse. Er ist sehr wortkarg und wirkt bedrückt. Ich muss ihn nach seinem Alkoholkonsum fragen, damit er entsprechend überwacht und medikamentös versorgt werden kann, wenn er in den Entzug zu rutschen droht.
»Wir werden ihn erst mal baden«, meint die Schwester. »Dann können Sie ihn ja noch mal ansehen und alles ansetzen.«
Klar ist bis jetzt nur, dass »Einzelunterbringung erforderlich« auf dem Zugangsbogen anzukreuzen ist. Die Hautbehandlung dauert im allgemeinen drei Tage, und so lange könnte er jemand anderen anstecken. Es ist immer wieder erstaunlich zu sehen, wie sehr schon ein Bad und saubere Kleidung einen Menschen verändern. Als ich ihn später genauer untersuche, zittern ihm schon die Hände. Blutdruck und Puls sind erhöht. Die ersten Entzugserscheinungen vom Alkohol.
Ansonsten kann ich eintragen, dass er noch »voll orientiert« ist. Wahnwahrnehmungen bestehen noch nicht.
»Wann haben Sie das letzte Mal Alkohol getrunken?«
»Na, gestern vor der Festnahme!«
Er kann also sofort Medikamente zur Bekämpfung der Entzugssymptome erhalten. Das ist wichtig, um ein eventuell lebensbedrohliches Delirium möglichst zu verhindern. Da er bei der weiteren Befragung auch von epileptischen Krampfanfällen berichtet, diese treten gerade im Alkoholentzug häufiger auf, verlege ich ihn sicherheitshalber zur stationären Beobachtung in die Krankenhausabteilung.
Wenn alles gut geht, hat er den Entzug in wenigen Tagen überstanden. Doch nach seiner Entlassung in einigen Wochen wird er sein früheres Leben, in dem Alkohol eine so wichtige Rolle

gespielt hat, fortsetzen – vermutlich bis zur nächsten Haftstrafe. Kann ich, darf ich mir solche pessimistischen Prognosen leisten? Situationen wie diese sind für Ärzte und Krankenpflegepersonal sehr unbefriedigend.
Die für kurze Zeit inhaftierten Ersatzfreiheitsstrafer, die meistens wegen kleinerer Diebstähle verurteilt wurden und die auferlegten Tagessätze nicht bezahlen können, erhalten alle erforderlichen medizinischen Untersuchungen und Behandlungen.
In deutlich besserem Gesundheitszustand werden sie nach einigen Tagen oder wenigen Wochen wieder entlassen, um nach kurzer Zeit erneut in dem gleichen desolaten Zustand zu erscheinen. Es ist der berühmte »Drehtüreffekt«.
Der fragwürdige Sinn, der in immer neuen Behandlungsversuchen liegt, führt bei den Behandlern, vor allem bei Schwestern und Pflegern, die die meiste Arbeit haben, zu Resignation und Ohnmacht.
Gesetzliche Gegebenheiten werden in die Realität umgesetzt, ohne dass der Sinn hinterfragt wird. Die Strafe kann hier keinerlei erzieherischen Inhalt mehr haben.

In meiner Arztgeschäftsstelle gibt es viel zu tun.
Heute liegen viele »Vormelder« auf dem Tisch. Die Inhaftierten sind angehalten, einen so genannten »Vormelder« mit ihrem Namen abzugeben, wenn sie zur Sprechstunde kommen möchten. So können wir schon vor der Visite die Akten heraussuchen. Manche verweigerten das kategorisch, sind auch nicht durch »Erziehungsmaßnahmen«, wie ein bisschen längeres Warten, dazu zu bringen. In anderen Fällen habe ich erst nach und nach begriffen, dass es nur daran lag, dass diese Patienten nicht schreiben konnten.
Auf manchen der Vormelderformulare steht auch schon das Anliegen des Patienten, zumindest allgemein gefasst und nicht

immer leicht zu entziffern, wie: »Bitte um ein Gesbrech« oder »Brauche unbedingt Fidamine«.
Spiegeln die Sprach- und Schriftkenntnisse der Inhaftierten nicht auch einen Aspekt des zivilisatorischen oder kulturellen Zustandes in unserem Land? Doch darüber zu forschen oder gar Abhilfe zu schaffen, gehört in eine andere Fakultät.
Die Krankenschwester hat eine Neuigkeit.
»Haben Sie schon gehört, Frau Doktor, wer getürmt ist?«
Ich weiß von nichts.
»Na, der Herr U.! Der hatte gestern Ausgang mit der Gruppenleiterin und ist im Café durchs Toilettenfenster abgehauen. Sie hat ihn auf die Toilette gehen lassen, ohne vorher die Örtlichkeit zu inspizieren. Ich finde das ja auch komisch, dass eine Frau auf die Männertoilette soll, oder? Sie hat gewartet und sich gewundert, dass er nicht zurückgekommen ist. Dann soll sie den Ober gebeten haben nachzusehen, aber da war der Typ längst weg. Steht auch schon alles in der Zeitung.«
Ich ärgere mich, als ich sehe, mit welcher Häme in den Medien berichtet wird. Mir tut die Gruppenleiterin, die ihrem Schützling etwas Gutes tun wollte und ihm offenbar vertraute, auch ein bisschen leid. Dieser Mann, der auch ein Patient von mir ist, wirkte durchaus vertrauenswürdig, war immer höflich und zuvorkommend. In der Zeitungsmeldung wird es so dargestellt, als sei der Vollzug generell unfähig, die Inhaftierten richtig einzuschätzen.
Als ob sich wirklich niemand Gedanken über die Gefährlichkeit der Täter mache, sondern alle und allein nur um deren Wohl besorgt seien.
Klar, dass derartige Nachrichten für Empörung in der Bevölkerung sorgen. Emotionen werden geschürt.
Die Nachricht von der Flucht verbreitet sich wie ein Lauffeuer im Haus. Einige Patienten sprechen darüber in der Sprechstunde,

wünschen sich vielleicht insgeheim auch eine so günstige Gelegenheit zur Flucht.

Die Visite beginnt mit jemandem, der sehr langsam eintritt. Er spricht sehr leise, wirkt sehr niedergeschlagen und insgesamt verlangsamt. Als sei es ihm sehr peinlich, äußert er, dass er zur Zeit einfach nicht arbeiten gehen könne.
»Ich schaffe überhaupt nichts mehr, kann mich einfach nicht aufraffen. Die anderen gucken mich schon ganz komisch an. Schlafen kann ich auch nicht richtig, wache immer ganz früh auf. Ich muss über so viele Sachen nachgrübeln, lauter Dinge von früher. Alles kommt wieder hoch.«
Ich frage ihn, ob er solche Zustände früher schon erlebt habe.
»Ja, aber nicht so schlimm, dass ich gar nicht mehr arbeiten konnte. Vielleicht bin ich auch schwer krank. Mir ist oft so schwindlig und ich habe keinen Appetit.«
Ich erkläre ihm, dass er wahrscheinlich an einer Depression leidet, die mit Medikamenten gut behandelt werden kann.
»Wir müssen Sie aber auch untersuchen, um körperliche Ursachen auszuschließen. Nächste Woche nehmen wir Ihnen Blut ab.«
Außerdem schreibe ich ihn krank.
Der Nächste kommt.
Ein langjähriger türkischer Patient leidet unter vielfachen Allergien. Heute braucht er neue Medikamente und erzählt freudestrahlend, dass er wohl bald einen begleiteten Ausgang erhalte.
»Ich habe endlich wieder ein bisschen Hoffnung, Frau Doktor, auch wenn es nie wieder sein wird wie früher.«
Bevor Inhaftierte allein die Anstalt verlassen dürfen, müssen sie zunächst mehrere Ausgänge mit einem Begleiter absolvieren. Der vor mir Sitzende ist ein immer sehr adrett gekleideter, gut Deutsch sprechender und sehr höflicher Inhaftierter. Er verbüßt eine jahrelange Haftstrafe, weil er seine Frau umgebracht hat.

Als wir während einer länger dauernden Spritzenbehandlung etwas mehr Zeit hatten, erzählte er seine Geschichte.
Im Laufe von Jahren hatte er sich zusammen mit seiner Frau eine sichere Existenz in Deutschland aufgebaut, als er plötzlich erfuhr, dass sie einen Liebhaber hatte. Da sei er durchgedreht, habe zwei Wochen lang an nichts anderes denken können.
»Ich war wie verrückt. Immer hämmerte der Gedanke daran in meinem Kopf. Hätte ich doch bloß mit jemand sprechen können. Ich hab' dann eines Tages eine Pistole genommen und bin zum Friseursalon gefahren, wo meine Frau gearbeitet hat. Bin rein und hab' sie einfach erschossen. Da war auch mein Leben kaputt.«
Ich frage mich in seinem Fall, wie in ähnlichen Fällen manchmal auch, ob er sich nicht selbst schon genug gestraft hat durch seine Kurzschlusshandlung, ob er wirklich so viele Jahre in Haft verbringen muss.
Zumindest scheint mir von derartigen Tätern, deren Tat auf einer einmaligen Verkettung bestimmter Umstände in ihren persönlichen Beziehungen beruht, keine Gefahr für die Gesellschaft auszugehen.
Das Telefon klingelt, ein Notfall.
Zwei Vollzugsbeamte bringen einen Inhaftierten.
Er ist wegen seiner häufigen Asthmaanfälle in der Anstalt bekannt, wurde erst vor kurzem in mein Haus verlegt. Jetzt eben wurde er beim Dealen mit Haschisch erwischt. Die Situation ist eindeutig.
Er wird mein Haus mit dem angenehmeren Wohngruppenvollzug, in dem offiziell Drogenfreiheit herrscht, wieder verlassen und in sein früheres, allgemein unbeliebtes »Langstraferhaus« zurückkehren müssen. Erwischt zu werden, das hat natürlich gleich wieder einen Asthmaanfall ausgelöst. Er keucht und lässt sich auf einen Stuhl fallen. Die Krankenschwester zieht schon die Spritze auf, ohne die in solchen Situationen nichts mehr geht.

Während ich das Medikament langsam injiziere, haben die Beamten den Raum verlassen.
Jetzt will er mich überreden, mit der Teilanstalt zu verhandeln. Er möchte in diesem Haus bleiben.
»Frau Doktor, Sie kennen mich doch lange. Ich halte das nicht aus, wenn ich wieder verlegt werde.«
Er spricht beschwörend. Zwischendurch weint er. Dann droht er.
»Ich weiß nicht, was ich mache, wenn die mich verlegen.«
»Wenn Sie mir damit andeuten wollen, dass Sie sich womöglich etwas antun, muss ich Sie in den Keller bringen lassen. Das wissen Sie doch.«
»Das können Sie mir nicht antun, Frau Doktor! Sie kennen mich doch. Ich mach' schon nichts. Aber Sie können die Verlegung doch verhindern.«
Ich erkläre ihm, dass ich auf die Entscheidung über die Unterbringung keinen Einfluss habe, dass das alleine die Angelegenheit des Vollzugs ist.
Augenblicklich schlägt sein Flehen um in offene, große Wut.
Schimpfend, aber ohne Atemnot, lässt er sich von den Vollzugsbeamten abführen. Die Visite kann weitergehen.
Der Nächste scheint heute auch nicht in bester Stimmung zu sein.
»Wissen Sie, wenn das hier so weitergeht, dann lehne ich alles ab!«
Wieder eine dieser häufigen Drohungen.
Als ob wir, die Mitarbeiter des medizinischen Dienstes, uns persönlich getroffen fühlen müssten, wenn ein Patient unsere Behandlung nicht wünscht. Sie, die Patienten, sind nach dem Strafvollzugsgesetz verpflichtet, »an der Erhaltung ihrer Gesundheit mitzuwirken«, wie es so schön heißt.
»Ich hab' mich so über meine Gruppenleiterin geärgert. Die redet mit mir, als ob ich ein dummer Junge wäre. Die meint, ich könnte nicht ohne Begleitung raus, weil ich da gleich zusammenbreche. Die spinnt doch!«

Ich kann die Gruppenleiterin verstehen.
Der Mann ist schwer herzkrank, ist wirklich zeitweise wacklig auf den Beinen, scheint seinen eigenen Zustand auch nicht realistisch einzuschätzen. Aus Bequemlichkeit weigert er sich meistens, sich zu bewegen und zur Freistunde zu gehen. Ich musste bereits schriftlich zu seinem Gesundheitszustand und zum Risiko bei Ausgängen Stellung nehmen. In solchen Fällen schreibe ich, dass eine schwere Herzerkrankung besteht und sowohl innerhalb als auch außerhalb der Mauern die Gefahr eines Herzinfarkts oder eines plötzlichen Herztods nicht auszuschließen ist.
Es gibt Krankheitszustände, die nur noch in gewissem Umfang durch medizinische Maßnahmen zu bessern sind. Doch hinter allen vollzuglichen Entscheidungen steht immer unausgesprochen der Anspruch, dass wir Ärzte für die Gesundheit zu garantieren haben.
Eigentlich darf hier, innerhalb dieser Mauern, niemand sterben. Alle Todesfälle im Vollzug, auch wenn sie ganz natürliche Ursachen haben, erscheinen draußen immer wie außergewöhnliche Ereignisse.
Nach und nach gelingt es mir, den aufgebrachten Patienten zu beruhigen. Außerdem bitte ich ihn, weiter seine dringend erforderlichen Medikamente zu nehmen. Manchmal muss man reden wie mit unmündigen Kindern.
»Na, Sie haben ja eine Geduld! Ich hätte den schon längst rausgeschmissen, so frech wie der war.«
Ich weiß, der Kommentar des Krankenpflegers ist nicht als Kompliment zu verstehen.
Einem Außenstehenden, der so ein Gespräch anhören muss, mag es schwer erträglich erscheinen, dass ich auf die trotzigen, quengeligen und aggressiven Äußerungen mancher Inhaftierter oft mit viel Geduld reagiere.

Vielleicht hat er recht, und ich sollte manche »Gespräche« wirklich schneller beenden?
Aber ich bin mir immer bewusst, dass sich die Aggressionen dann oft einen anderen Weg suchen und schlimmstenfalls in Selbstbeschädigungen enden.
Auf Anordnung der Teilanstaltsleitung wird noch ein Patient vorgestellt. Er hat eine chronische Psychose, verbrachte die Anfangsjahre seiner Haft in der Psychiatrie. In den letzten Tagen soll er sich sehr auffällig verhalten haben. Er habe öfter freche, anzügliche Bemerkungen gegenüber den Stationsbeamtinnen gemacht, habe nackt ausgestreckt auf dem Bett gelegen, wenn eine Beamtin die Tür öffnete, und weiteres mehr.
»Wie geht es Ihnen?«
»Na jut, wie immer. Ick hab' doch keene Probleme!«
Sein Ton ist beschwingt. Zwischendurch lacht er immer wieder unmotiviert. Ich versuche, ihn auf die über ihn geführten Beschwerden anzusprechen. Er winkt sofort ab.
»Ick weeß jar nich', wat die wollen. Die erzählen doch nur Quatsch über mich. Ick komm' mit allen jut klar.«
Dann berichtet er über Rückenschmerzen.
»Da könn' Se mir nämlich helfen, Frau Dokter.«
»Ich untersuche Sie natürlich gern, aber dann müssen Sie morgen auch zur psychiatrischen Vorstellung gehen«, versuche ich zu verhandeln.
»Brauch' ick eijentlich nich', aber wenn Se unbedingt wollen.«
Ich hoffe, dass er wirklich hingeht, damit seine Medikamenteneinstellung überprüft werden kann. Einen Grund für eine sofortige stationäre Einweisung, wie es den Wünschen des Vollzugs entspräche, der gerne jeden etwas auffälligen Patienten im Krankenhaus unterbringen möchte, sehe ich nicht.
Es ist leider so, dass sich viele psychisch auffällige Patienten im normalen Strafvollzug befinden und behandelt werden müssen;

sie können ja nicht während der ganzen Haftzeit in einer psychiatrischen Krankenhausabteilung untergebracht werden.

Der Letzte für heute ist einer, der auf den ersten Blick immer recht fröhlich wirkt. Er hat einen unheilbaren Hirntumor, der operativ nicht vollständig entfernt werden kann. Die durchschnittliche Überlebenszeit beträgt bei dieser Art Tumor sieben Jahre vom Zeitpunkt der Diagnosestellung an.
»Hallo, Frau Doktor, wir geht es Ihnen?«, ruft er beim Eintreten.
»Ich habe wieder häufiger epileptische Anfälle, trotz der Tabletten. Kann man da was machen?«
Ich sage ihm, dass ohnehin in Kürze wieder externe Routineuntersuchungen anstehen.
»Dabei werden Sie dann auch gleich in der Epilepsie-Sprechstunde vorgestellt.«
»Aber bitte nich' krankschreiben, da hab' ich wenigstens ein bisschen Abwechslung, muss nich' so viel nachdenken. Ich sage schon Bescheid, wenn's nich' geht. Versprochen!«
Nach außen wirkt er, als habe er sich mit seinem Schicksal abgefunden. Manchmal frage ich mich, wie er es schafft, immer noch so freundlich zu sein.
Natürlich wünscht er sich, bald einmal Ausgänge zu bekommen. Aber da hat er bei seinem Delikt, der schweren Körperverletzung, und der noch vor ihm liegenden längeren Haftzeit wohl kaum eine Chance.
Kurz vor Ende der Sprechstunde kommt noch ein Anruf von der Zentrale.
»Kommt 'mal schnell! Da liegt einer im Waschraum!«
Mit dem Notfallkoffer eilen ein Krankenpfleger und ich zum Waschraum.
Dort liegt einer am Boden.
Aus einer Wunde am Handgelenk sickert Blut.

Ich beuge mich hinunter und fühle den Puls am anderen Arm.
Er öffnet langsam die Augen, als ich ihn anspreche.
Wir legen ihn auf eine Trage und fahren ihn zur Arztgeschäftsstelle. Ich versorge die Wunde, die zum Glück nur oberflächlich ist. Der Patient beginnt zu weinen.
»Ich halte es hier nicht mehr aus. Mein Leben hat doch keinen Sinn mehr. Meine Familie will nichts mehr mit mir zu tun haben. Vielleicht komme ich hier nicht mehr lebend raus!?«
Mit seinen 59 Jahren sieht er deutlich älter aus, als er ist.
»Vorgealtert« sagen manche dazu.
Er wirkt resigniert, verzweifelt.
Er hat noch ein paar Jahre im Vollzug vor sich, verurteilt wegen schweren Betrugs. Ich habe Glück, dass heute psychiatrische Sprechstunde ist. Dort kann geklärt werden, ob er wegen des Suizidrisikos eventuell in die psychiatrische Abteilung verlegt werden muss. Ich kann ihn in seinem Zustand nicht wieder auf seine Zelle lassen. Denn würde er sich dort tatsächlich umbringen, müsste ich mich in einem Ermittlungsverfahren verantworten. Und selbst damit klarkommen.
Aber er möchte nicht zum Psychiater.
»Will nur noch meine Ruhe. Lassen Sie mich doch auf die Zelle.«
Er versteht meine Sorge um ihn nicht.
»Ist doch sowieso alles egal. Machen Sie sich keine Gedanken.«
Ich versuche ihm Mut zu machen.
»Es kommt bestimmt eine Zeit, in der Sie das anders sehen werden und nicht mehr sofort sterben möchten.«
Er fühlt im Moment nur seine Verzweiflung, willigt dann doch in die psychiatrische Vorstellung ein, als er sieht, dass kein Weg daran vorbei führt.
Als ich die Teilanstalt nachmittags verlasse, haben die Inhaftierten gerade Freistunde.
Die Sonne scheint.

Einige liegen auf dem Rasen und sonnen sich, andere drehen joggend ihre Runden, zwei machen am Klettergerüst Klimmzüge und lachen.
Alles vermittelt die ruhige, friedliche Atmosphäre eines kleinen Freizeitparks.
Trotzdem mag man als Arzt dem Frieden nicht trauen. Zu schnell kommt es zu Notfallsituationen: durch akute Erkrankungen, eine Überdosis an Drogen oder durch Schlägereien. Die tägliche Anspannung fällt erst mit dem Abgeben des Schlüssels und beim Verlassen der Anstalt von einem ab.

Ohne Schlüssel – ich bin draußen

Noch gestern konnte ich es mir nicht richtig vorstellen. Aber heute habe ich zum letzten Mal mit meinem Schüsselbund mit der Nummer 1003 die JVA Tegel betreten.
Wenn ich ab morgen einmal wiederkehren sollte, dann nur als Besucher. Wie alle Besucher würde ich vor den Türen und Toren stehen und warten. So lange warten, bis jemand mit einem Schlüsselbund kommt und mich »durchschließt«, wie es im Jargon heißt.
An diesem Tag im Februar 2006 denke ich auch zurück an meine ersten Tage hier, in dieser mir damals völlig fremden Welt.
Es ist 15 Uhr.
Nach einer kleinen Feier habe ich mich gerade von allen verabschiedet und gehe nun, mit mehreren Blumentöpfen und -sträußen beladen, durch die Anstalt dem Ausgang zu. Mir ist ein wenig wehmütig zumute.
16 Jahre meines Berufslebens habe ich hier verbracht.
Wie oft ging ich diesen Weg hier zur »Beamtenkantine«, wo natürlich auch Angestellte essen dürfen. Man verabredete sich: »Eisentreppe, 13 Uhr?« Zur Kantine im ersten Stock führt eine, im Winter rutschige, Eisentreppe empor. Dort traf ich Kollegen, konnte meinen aufgestauten Ärger loswerden und hörte mir deren Geschichten an.
Auch die Kantinentreffen gehörten zu den Dingen, die die Solidarität unter den Ärzten und dem Medizinischen Dienst geschaffen und erhalten haben. Das Gefühl, zu den »Eingeweihten« zu

gehören, eine Erfahrung zu teilen, die »draußen« niemand wirklich verstehen kann. Weil es einfach nicht zu vermitteln ist, wie man sich »drinnen« fühlt. »Arzt im Strafvollzug«, dafür gibt es keine Vergleichsmuster in der Welt vor den Mauern.
Zehn Minuten später.
Ich bin an Pforte zwei angelangt, schließe mich durch die letzte Tür und stehe vor der Schüsselabgabe.
Immerhin ist er mir in 16 Jahren nicht abhanden gekommen. Nur einmal hatte ich ihn von außen in der Tür meines Arztzimmers stecken lassen. Ein Gefangener gab mir den Schlüsselbund, den ich etwas beschämt und sehr dankbar entgegennahm.
Ich lege den Schlüsselbund jetzt in ein gesichertes Schubfach, dass sofort hinter die Sicherheitsscheibe gezogen wird, und verabschiede mich von den Beamten, die heute den Schlüsseldienst machen.
Dann verlasse ich die Schlüsselpforte.
Ich bin draußen.
Ich bin frei!
Hinter mir schließt sich die Tür.
Die Symbolik des Augenblicks geht mir auf.
Ein wichtiger Teil meines Lebens ist zu Ende gegangen, eine Zeit mit sehr vielen außergewöhnlichen, manchen schönen, oft aber auch belastenden Erfahrungen.
Die Zeit hier hat mich geformt, hat Spuren hinterlassen, die ich erst ganz allmählich erkennen werde.
Draußen.
Wie mag es erst Gefangenen ergehen, wenn sie hier stehen? Besonders jenen, die fünf, zehn oder zwanzig Jahre ohne Schlüssel hinter diesen Mauern verbracht haben?
Wie nehmen sie die gewandelte Gesellschaft wahr, deren Zustand sie nur höchst oberflächlich von einigen Ausgängen kennen?
Essen, trinken, Arbeit suchen, Miete zahlen, Freunde finden –

Freiheit, die für einige im Vollzug alt gewordene Menschen eher beängstigend ist. Von denen nicht zu reden, denen man einen selbstständigen Umgang mit dem Leben draußen ohne Betreuung nicht mehr zutrauen oder zumuten kann.
Draußen.
Wie wird es mir ergehen?
Mein Weg in ein neues Berufsleben, in die mir unbekannte Selbstständigkeit.
Ich traue es mir zu.
Aber einiges an lieb gewordenen Gewohnheiten wird mir auch fehlen.
Das Besondere an der Tätigkeit im Justizvollzug kann ich nicht in mein neues Leben transponieren.
Draußen will und kann ich endlich selbstbestimmt sein mit dem was ich als Ärztin tue.
Ich werde in meiner Praxis arbeiten, um Menschen zu behandeln, die freiwillig ihr Vertrauen in mich setzen.
Draußen.
Ich blicke zurück auf die hohen Mauern.
Was sich dahinter befindet, ist wie ein »melting pot«, wo sich verschiedenste Charaktere, Kulturen, Hautfarben mischen, die in der äußeren Welt nie aufeinander treffen, geschweige denn, sich suchen würden.
Sie sind zum Beisammensein gezwungen.
Die uns draußen zur Verfügung stehende Möglichkeit Konflikten aus dem Weg zu gehen, haben sie nicht. In diesem Schmelztiegel laufen Prozesse und Reaktionen ab wie in der mittelalterlichen Alchemie: Kein Element kommt wieder so heraus, wie es hineingeworfen wurde.
Im Idealfall entsteht Verwandlung, eine Wandlung der Seele durch die innere Auseinandersetzung, durch das Annehmen der Aufgabe.

Was ist Resozialisation anderes, als Rückkehr in die Gesellschaft in gewandelter Form?
Entsteht diese Sicht vielleicht aus meinem eigenen Wunsch, etwas zu dieser Verwandlung beigetragen, etwas Hoffnung in diese düstere Umgebung hinter den Mauern gebracht zu haben?
Schon als Kind war eines meiner Lieblingslieder das Lied von der Freiheit der Gedanken, die Schranken und Mauern überwinden, selbst wenn wir eingesperrt sind in »finstere Kerker«. In den Phasen unseres Lebens, in denen wir uns niedergedrückt fühlen, fällt es uns besonders schwer, an die Freiheit des Geistes zu glauben. Und vielen Menschen hinter den Mauern oder hier draußen fehlen hilfreiche geistige Dimensionen.
Hilfestellung ist gefragt.
Gut wäre ein neues, breites Engagement der Gesellschaft.
Es würde der Selbsthilfe dienen.
Und es könnte auch Mauern überwinden.
Vielleicht geht es darum, doch viel mehr die Gemeinsamkeiten des menschlichen Daseins zu sehen. Ganz gleich wo sich das Leben abspielt: vor oder hinter Mauern.
Machen wir die Mauern transparent, sehen wir, dass Menschen drinnen wie draußen darum kämpfen, etwas vom Schicksal Aufgezwungenes zu akzeptieren.
Es ist oft ein weiter Weg vom Hadern mit dem »ungerechten« Schicksal bis zur Akzeptanz des Gegenwärtigen.
Die inneren Mauern auf diesem Weg zu transzendieren, gehört zu diesem Weg.
Um diese innere Verwandlung geht es bei dem Prozess, den wir Leben nennen und der uns immer mehr zu uns selbst führen wird.

Ein ehemaliger BKA-Kommissar packt aus

Als BKA-Ermittler jagte Michael von Wedel Drogenhändler und Terroristen, sein Leben war ein Abenteuerroman. Doch dann geriet er in die Fänge seiner eigenen Organisation, die an ihm ein Exempel statuierte. Dem *Spiegel*-Korrespondenten Jürgen Kremb berichtet er, dass das BKA in Pakistan zum Drogenschmuggler wurde, um seine Erfolgsstatistik aufzubessern, er erzählt von gefährlichen Fehlschlägen bei der Fahndung gegen Al-Qaida und wie Wiesbaden seinen V-Mann in Kolumbien ans Messer lieferte.

»Die Autoren decken Fahndungspannen, Kompetenzgerangel und schwere Missstände des Apparates auf. Eine erschreckende Lektüre.«
　　　　　　　　　　　　　Sächsische Zeitung

Michael von Wedel · Jürgen Kremb
Die Abrechnung
320 Seiten mit Abb., ISBN 978-3-7766-2571-4

HERBiG　www.herbig-verlag.de